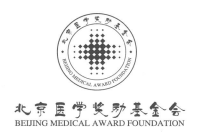

U0257369

持续葡萄糖监测技术应用病例荟萃

A Collection of Clinical Cases
in Continuous Glucose Monitoring

主　编　纪立农

北京大学医学出版社

CHIXU PUTAOTANG JIANCE JISHU YINGYONG BINGLI HUICUI

图书在版编目（CIP）数据

持续葡萄糖监测技术应用病例荟萃 / 纪立农主编 . —北京：北京大学医学出版社，2021.12（2022.6 重印）
ISBN 978-7-5659-2577-1

Ⅰ.①持⋯　Ⅱ.①纪⋯　Ⅲ.①葡萄糖－参数测量　Ⅳ.① R587.1

中国版本图书馆 CIP 数据核字（2021）第 274077 号

持续葡萄糖监测技术应用病例荟萃

主　　编：纪立农
出版发行：北京大学医学出版社
地　　址：（100191）北京市海淀区学院路 38 号　北京大学医学部院内
电　　话：发行部 010-82802230；图书邮购 010-82802495
网　　址：http://www.pumpress.com.cn
E - m a i l：booksale@bjmu.edu.cn
印　　刷：北京强华印刷厂
经　　销：新华书店
责任编辑：高 瑾 梁 洁　责任校对：靳新强　责任印制：李 啸
开　　本：889 mm×1194 mm　1/16　印张：5.5　字数：162 千字
版　　次：2021 年 12 月第 1 版　2022 年 6 月第 2 次印刷
书　　号：ISBN 978-7-5659-2577-1
定　　价：48.00 元

编者名单

主编

纪立农　北京大学人民医院

编者（按姓名汉语拼音排序）

陈莉明　天津医科大学朱宪彝纪念医院

高政南　大连市中心医院

郭立新　北京医院

姬秋和　西京医院

纪立农　北京大学人民医院

李启富　重庆医科大学附属第一医院

李延兵　中山大学附属第一医院

彭永德　上海市第一人民医院

秦贵军　郑州大学第一附属医院

曲　伸　上海市第十人民医院

沈　洁　南方医科大学顺德医院

薛耀明　南方医科大学南方医院

严　励　中山大学孙逸仙纪念医院

袁慧娟　河南省人民医院

曾天舒　华中科技大学同济医学院附属协和医院

章　秋　安徽医科大学第一附属医院

周智广　中南大学湘雅二医院

前　言

　　自 1999 年，美国食品药品监督管理局批准第一款持续葡萄糖监测（CGM）上市至今，CGM 系统已在临床应用 20 多年，随着科学技术的发展，其准确性、稳定性等方面逐渐提升，在临床的应用也越来越广泛。

　　2014 年，一项新型的 CGM——扫描式葡萄糖监测（FGM）获批在欧盟上市，其主要技术原理与传统 CGM 相似，通过传感器监测组织间液的葡萄糖浓度。FGM 的显著特点是采用工厂校准，无需指血校正，使用时将扫描检测仪靠近传感器，即可获取最长 14 天的葡萄糖数据。

　　FGM 是血糖监测技术上的一大革新，免除了自我血糖监测带来的痛苦和不便，优化了血糖监测。而当下内分泌科医生在 FGM 应用中仍然面临着一些具体问题，为此我们在全国开展了扫描式葡萄糖监测中心项目，以期提升各级医疗机构血糖监测专业化和规范化，并在该项目中选择比较有代表性的 30 个优秀病例编撰成册。希望此书对规范 FGM 临床使用以及糖尿病患者血糖管理有所帮助，同时能提供临床经验指导，使更多糖尿病患者获益。

　　感谢各位专家在本书编写过程中的全力支持。感谢北京医学奖励基金会对本书的编撰给予的协助。

纪立农

2021 年 10 月

缩略语

缩写	中文释义
CGM	持续葡萄糖监测
CSII	持续胰岛素皮下泵入
FGM	扫描式葡萄糖监测
TIR	葡萄糖在目标范围内的时间
TAR	葡萄糖高于目标范围内的时间
TBR	葡萄糖低于目标范围内的时间
BMI	体重指数
HbA1c	糖化血红蛋白
T2DM	2 型糖尿病
T1DM	1 型糖尿病
AGP	动态葡萄糖图谱
TG	甘油三酯
TC	总胆固醇
LDL-C	低密度脂蛋白胆固醇
OGTT	口服葡萄糖耐量试验
GADA	谷氨酸脱羧酶
IAA	胰岛素自身抗体
ICA	胰岛细胞抗体
IA-2A	蛋白酪氨酸磷酸酶抗体
ZnT-8A	锌转运体 8 自身抗体
HDL-C	高密度脂蛋白胆固醇

目　录

第一章　T1DM 病例荟萃

病史及基本诊疗情况

- 男性
- 12 岁
- 病程：7 年

- 患儿男，12 岁，多饮、多尿 7 年余，意识障碍 4 天余。既往有 T1DM 病史 7 年，长期采用诺和灵 R ＋ N 早晚餐前皮下注射治疗，其间偶测空腹血糖于 7 mmol/L 以下，餐后血糖达 20 ～ 30 mmol/L。入院前 1 周，患者更换胰岛素方案为门冬胰岛素 30 后，入院前 4 天出现头晕、乏力，且逐渐出现意识障碍，不能明确对答，于外院测随机血糖达 30 mmol/L，住院降糖治疗后意识有所恢复，为进一步诊治转入院。
- 检查：神志萎靡，轻度脱水貌；HbA1c 9.8%，随机指血糖 16.2 mmol/L；C 肽 0.2 ng/ml；随机指血酮 3.8 mmol/L；糖尿病自身抗体：GAD 抗体阳性。
- 入院诊断：T1DM 合并酮症酸中毒。

应用 CGM 解读治疗方案

王莉华

- 主治医师
- 重庆大学附属三峡医院

- 住院期间治疗计划为尽快纠正酮症酸中毒，并制订长期稳定降糖方案，同时应用 FGM 动态监测血糖，辅助调糖，实现控糖达标。
- 入院初予以小剂量胰岛素静脉泵入及补液纠正酮症酸中毒，FGM 显示血糖基本稳定。
- 入院第 2 ～ 3 天，启用基础＋餐时胰岛素皮下注射治疗［地特胰岛素（诺和平）＋门冬胰岛素（诺和锐）］，FGM 显示血糖控制不理想，整体血糖显著升高（图 1-1）。

2020年11月04日

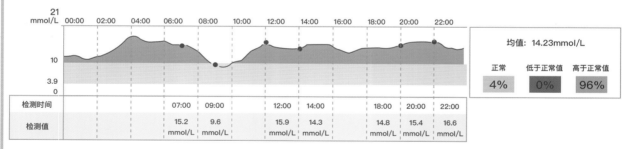

2020年11月05日

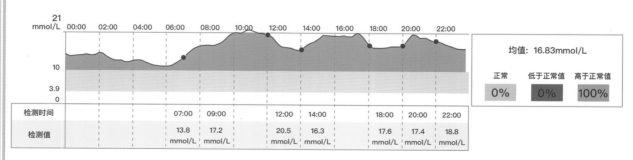

图 1-1 入院第 2 ～ 3 天启用三短一长降糖方案，FGM 显示血糖控制欠佳

- 入院第 4 天，改用皮下 CSII 持续输注，并结合 FGM 动态血糖监测调整胰岛素剂量；入院第 5 天，FGM 显示基础血糖稍稳定，但餐后血糖控制仍不理想（图 1-2）。
- 入院第 6 天，FGM 显示 TIR 仍较低，血糖水平整体仍较高；入院第 7 天，FGM 显示夜间血糖仍偏高，黎明现象之后全天血糖基本达标，无低血糖发生（图 1-3）。
- 入院第 8 天，FGM 显示血糖达标，TIR 94%，患者出院。

- 男性
- 12 岁
- 病程：7 年

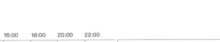

2020年11月06日

根据动态数据调整胰岛素用量

均值：14.40mmol/L

正常	低于正常值	高于正常值
2%	0%	98%

检测时间			07:00	09:00		12:00	14:00		18:00	20:00	22:00
检测值			12.2 mmol/L	14 mmol/L		14.2 mmol/L	15.9 mmol/L		15.4 mmol/L	14.8 mmol/L	14.2 mmol/L

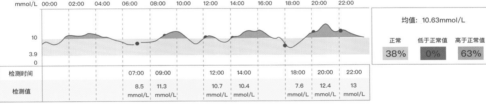

2020年11月07日

基础血糖基本稳定后餐后变异度大

均值：13.09mmol/L

正常	低于正常值	高于正常值
22%	0%	78%

检测时间			07:00	09:00		12:00	14:00		18:00	20:00	22:00
检测值			8.2 mmol/L	15.1 mmol/L		18.4 mmol/L	16.4 mmol/L		12.4 mmol/L	11.8 mmol/L	11.5 mmol/L

图 1-2　入院第 4 ～ 5 天，改用 CSII，并基于 FGM 优化剂量

2020年11月08日

凌晨及睡前血糖稍高

均值：10.63mmol/L

正常	低于正常值	高于正常值
38%	0%	63%

检测时间			07:00	09:00		12:00	14:00		18:00	20:00	22:00
检测值			8.5 mmol/L	11.3 mmol/L		10.7 mmol/L	10.4 mmol/L		7.6 mmol/L	12.4 mmol/L	13 mmol/L

王莉华

- 主治医师
- 重庆大学附属三峡医院

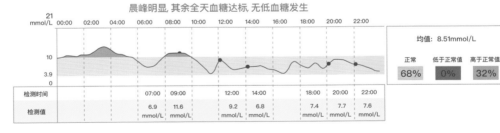

2020年11月09日

晨峰明显，其余全天血糖达标，无低血糖发生

均值：8.51mmol/L

正常	低于正常值	高于正常值
68%	0%	32%

检测时间			07:00	09:00		12:00	14:00		18:00	20:00	22:00
检测值			6.9 mmol/L	11.6 mmol/L		9.2 mmol/L	6.8 mmol/L		7.4 mmol/L	7.7 mmol/L	7.6 mmol/L

图 1-3　入院第 6 ～ 7 天，FGM 显示血糖逐渐得到控制

病例小结

　　该 T1DM 患儿以酮症住院，在尽快纠正酮症酸中毒的同时积极应用胰岛素降糖治疗。FGM 提供了全面、准确且便捷的动态血糖监测，适用于包括 T1DM 在内的广大糖尿病患者。在 FGM 监测下，患者的全天血糖信息一览无遗，医生制订和调整降糖方案变得有据可依。

病例 2　T1DM 患者胰岛移植后的血糖管理

- 男性
- 54 岁
- 病程：16 年

病史及基本诊疗情况

- 患者男，54 岁，口干、多饮、消瘦 16 年，血糖控制不佳 1 个月。T1DM 病史 16 年，长期应用胰岛素治疗，近 1 年来应用精蛋白生物合成人胰岛素注射液（预混 50R）早 25 U- 晚 24 U 治疗，空腹血糖 6～10 mmol/L，餐后 2 h 血糖 10～12 mmol/L；近 1 个月来血糖波动大，频繁出现低血糖（2～3.5 mmol/L）。
- 检查：HbA1c 7.7%；精氨酸刺激试验示胰岛功能衰竭；TC 7.01 mmol/L，LDL-C 3.8 mmol/L；糖尿病自身抗体 IAA、ICA、GADA 均阴性。
- 入院诊断：T1DM；高胆固醇血症。

应用 CGM 解读治疗方案

- 降糖方案采用 CSII 强化治疗，同时佩戴 FGM 监测血糖变化，并根据血糖监测结果调整胰岛素剂量。
- 入院第 1～3 天，FGM 报告显示夜间低血糖和午餐、晚餐后高血糖，调整胰岛素剂量。
- 患者于入院第 2 天行胰岛移植术。移植后 6 h 密切监测血糖，FGM 监测显示移植后约 2.5 h 发生低血糖（图 2-1）。
- 胰岛移植后，根据 FGM 结果调整胰岛素剂量，血糖控制平稳（图 2-2）。

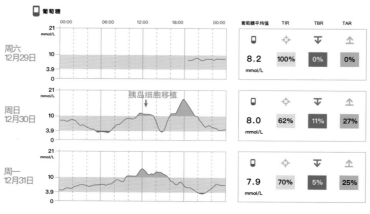

图 2-1　围术期 FGM 监测

王燕飞

- 住院医师
- 佛山市第一人民医院

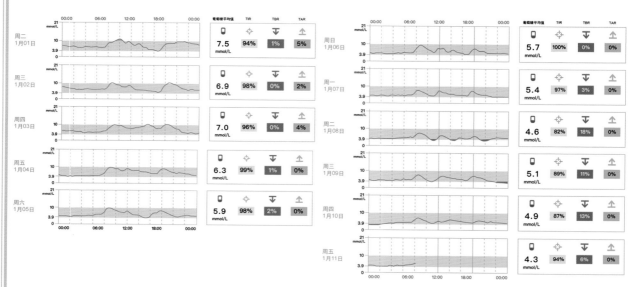

图 2-2　胰岛移植后血糖平稳

- 男性
- 54 岁
- 病程：16 年

- 胰岛移植后，患者胰岛素日总剂量减少近 80%，且血糖控制更平稳，达标时间长，波动更小（图 2-3）。目前降糖方案为甘精胰岛素＋达格列净＋阿卡波糖。

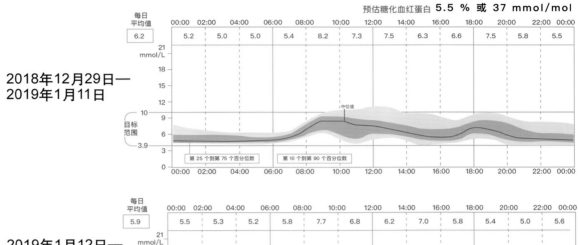

2018年12月29日—
2019年1月11日

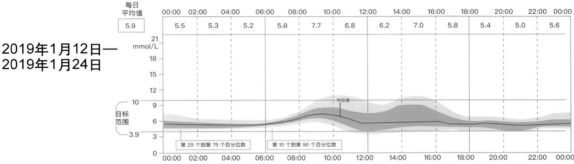

2019年1月12日—
2019年1月24日

图 2-3　AGP 显示整个治疗期间血糖监测情况

王燕飞
- 住院医师
- 佛山市第一
  人民医院

病例小结

　　该病例属于典型的 T1DM，接受胰岛移植后，在显著减少外源性胰岛素注射剂量的情况下，血糖波动得到明显改善，TIR 逐渐接近 100%，且没有低血糖发生倾向。根据监测数据来及时减少胰岛素的剂量，降低低血糖的发生风险。

病例 3 隐秘的角落——
T1DM 患者无症状性低血糖的管理

- 女性
- 43 岁
- 病程：33 年

病史及基本诊疗情况

- 患者女，43 岁，多饮、多尿、多食、体重下降 33 年，血糖波动大 3 年，加重 1 个月。既往有 T1DM 病史 33 年，目前坚持胰岛素强化治疗"地特胰岛素睡前 14 U，门冬胰岛素早 4 U- 午 6 U- 晚 4 U"，饮食量固定，运动量规律，近 3 年血糖波动大，近 1 个月加重，自述几乎每天都有无症状性低血糖，自测血糖最低 2.9 mmol/L。
- 检查：HbA1c 6.6%，空腹血糖 14.2 mmol/L，空腹胰岛素 < 0.2 mIU/L，空腹 C 肽 < 0.01 μg/L；双足背动脉搏动减弱；眼底镜可见右眼出血点；血管超声提示下肢动脉硬化伴斑块形成。
- 入院诊断：T1DM、合并低血糖、糖尿病视网膜病变、下肢动脉硬化闭塞症；甲状腺结节。

应用 CGM 解读治疗方案

- 该病例特点为中年女性，T1DM 病程长，胰岛功能衰竭，血糖波动较大，反复发生无症状性低血糖，且合并视网膜病变。
- 入院后更改强化降糖方案为德谷胰岛素睡前＋门冬胰岛素三餐前皮下注射，同时佩戴 FGM 进行血糖监测。
- 入院第 1 ～ 5 天，FGM 显示患者血糖波动大，以高血糖为主，根据 FGM 监测情况调整胰岛素基础量和三餐量（图 3-1）。

齐琪

- 主治医师
- 天津医科大学朱宪彝纪念医院（代谢病医院）

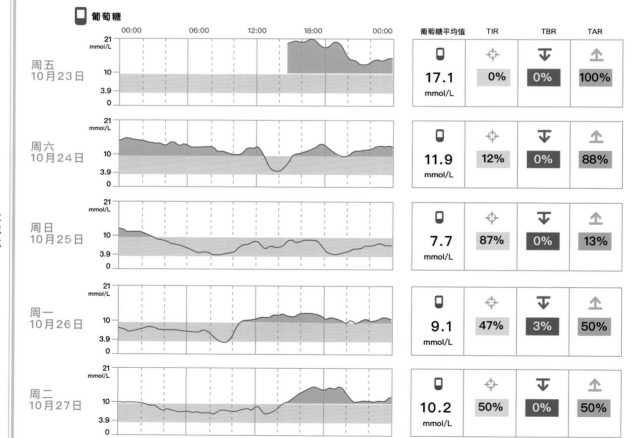

图 3-1　佩戴 FGM 1 ～ 5 天显示血糖波动大，调整胰岛素治疗剂量

病例 3　隐秘的角落——
T1DM 患者无症状性低血糖的管理

- 入院第 6～7 天，FGM 显示血糖控制较前平稳，但仍有高血糖、低血糖发生，继续调整胰岛素剂量；入院第 8 天起，FGM 显示整体血糖控制良好，TIR 明显改善（图 3-2）；入院第 10 天，患者出院。

- 女性
- 43 岁
- 病程：33 年

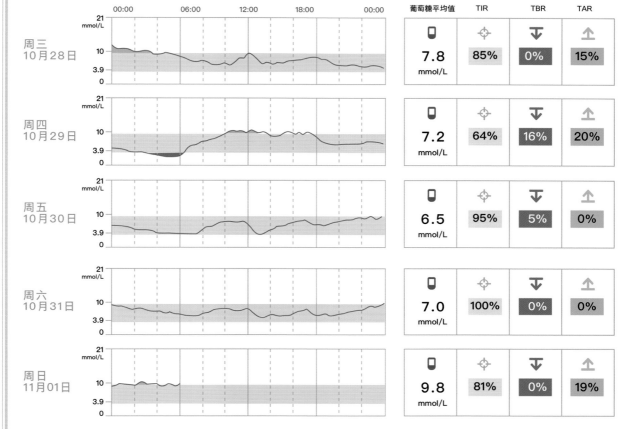

图 3-2　入院第 6～10 天，基于 FGM 优化胰岛素剂量后，实现平稳控糖

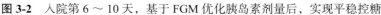

齐琪
- 主治医师
- 天津医科大学朱宪彝纪念医院（代谢病医院）

病例小结

　　该病例为 T1DM 患者，住院期间的 FGM 监测提供了动态葡萄糖谱，可全面了解患者的血糖信息，医生根据血糖变化及时调整治疗方案，逐渐使血糖控制在目标范围，FGM 同时可以监测患者有无低血糖情况，实现安全降糖。

第二章　T2DM 病例荟萃

病例 4　借力"持续葡萄糖监测",让健康教育"有理有据"

病史及基本诊疗情况

- 女性
- 18 岁
- 病程: <1 年

- 患者女, 18 岁, 口渴、多饮、多尿、外阴瘙痒 1 个月。饮食习惯偏西方, 平素进食高热量食物较多, 喜饮碳酸饮料。运动少。无糖尿病家族史。
- 检查: BMI 18.8 kg/m^2; 随机血糖 32 mmol/L, HbA1c 16.2%; 其余检查基本正常。
- 临床诊断: T2DM。

应用 CGM 解读治疗方案

- 患者情绪紧张, 怕疼, 不配合血糖监测。治疗策略包括 CSII 强化降糖＋FGM 监测血糖, 并予以饮食、运动的精细指导, 同时进行心理疏导。同时关注到患者 BMI 偏低, 建议补充 C 肽水平及糖尿病自身抗体结果。
- 入院第 1 ～ 8 天: 医生根据 FGM 血糖数值调整胰岛素剂量; 同时予以饮食和运动宣教; 患者可通过 FGM 直观了解自身血糖情况 (图 4-1)。

王甜
- 护士长
- 北大医疗鲁中医院

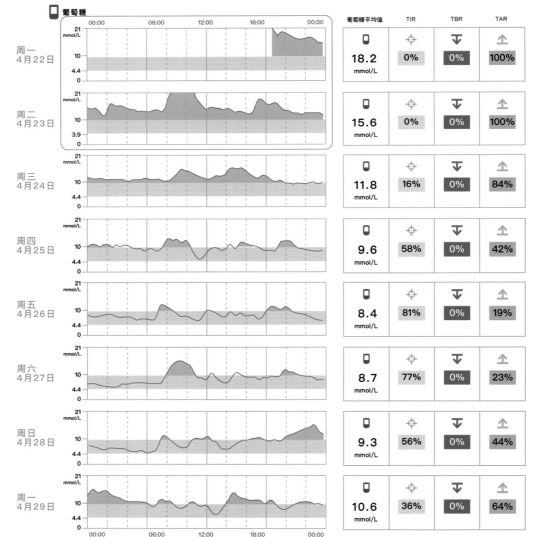

图 4-1　FGM 辅助医患合作进行护理干预

病例 4 借力"持续葡萄糖监测"，让健康教育"有理有据"

- FGM 显示入院第 3 ~ 7 天早餐后血糖值偏高，询问患者早餐后未落实运动，督促其改变不良习惯。
- 入院第 11 天：患者出院，治疗方案为门冬胰岛素 50 早 12 U- 午 6 U- 晚 12 U 皮下注射。出院后，继续进行 FGM（图 4-2），督促患者改变不良生活习惯。

- 女性
- 18 岁
- 病程：<1 年

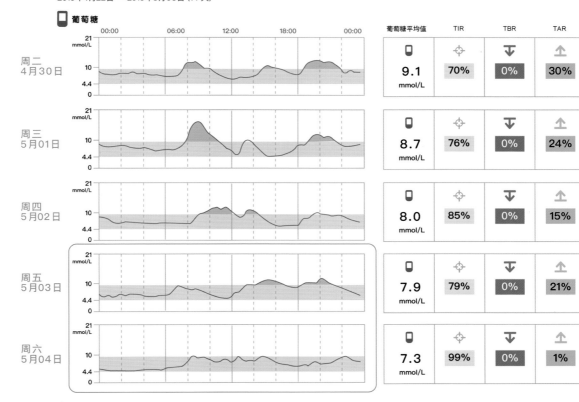

图 4-2 出院后继续进行 FGM

王甜
- 护士长
- 北大医疗鲁中医院

病例小结

  T2DM 在很大程度上跟生活方式有关，本病例在治疗上利用 FGM 辅助指导胰岛素治疗方案，同时配合饮食和运动宣教，督促其改变不良习惯，真正实现了糖尿病的个体化治疗。

病例 5　新发糖尿病"双 C"治疗——新起点，新希望

病史及基本诊疗情况

- 患者男，18 岁，口渴、多饮 2 个月，加重 1 天。近半年体重下降 5 kg 以上。无糖尿病家族史。
- 检查：BMI 17.3 kg/m²；空腹血糖 16.22 mmol/L，HbA1c 13.6%；C 肽试验示 0 min、30 min、60 min、120 min、180 min 时 C 肽水平分别为 0.79 ng/ml、0.72 ng/ml、0.8 ng/ml、0.84 ng/ml、0.87 ng/ml；尿酮体 2 ＋，尿糖 4 ＋；T1DM 抗体检测示 ICA、GADA、IAA 均阴性，IA-2A 和 ZnT-8A 均弱阳性。
- 入院诊断：糖尿病酮症酸中毒、糖尿病（分型待定）。

- 男性
- 18 岁
- 病程：<1 年

应用 CGM 解读治疗方案

- 考虑患者胰岛功能差、形体消瘦，T1DM 抗体中两项为弱阳性，降糖策略以胰岛素治疗为主。在酮症被纠正后，立即给予 CSII 强化治疗＋FGM 监测血糖（"双 C"治疗），并予以饮食、运动指导，同时进行心理疏导。
- 结合 FGM 结果，精细化调整 CSII 剂量（图 5-1）。

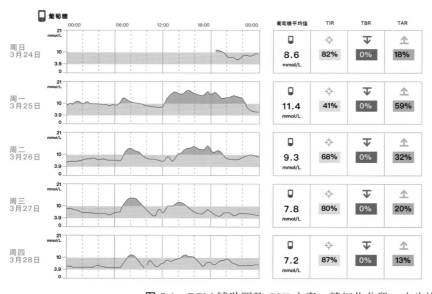

图 5-1　FGM 辅助调整 CSII 方案，精细化分段，小步快走

刘松岩

- 副主任医师
- 辽宁中医药大学附属医院

- 调糖第 1 周，初显成效，TIR 明显提升（82% → 100%）。
- 调糖第 2 周，血糖越来越接近目标；复查 C 肽试验，提示胰岛功能有所恢复。出院诊断为 T2DM，继续胰岛素泵联合 FGM 精细化血糖调整。
- 之后患者继续采用"双 C"治疗，参考 FGM 精细化调整 CSII 剂量，基础率由 20 U 改为 6.2 U，大剂量 5 U-5 U-5 U 改为 2 U-2.5 U-0.55 U，2 个月后血糖控制完全达标（图 5-2）。

病例 5　新发糖尿病"双 C"治疗——新起点，新希望

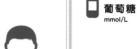

- 男性
- 18 岁
- 病程：<1 年

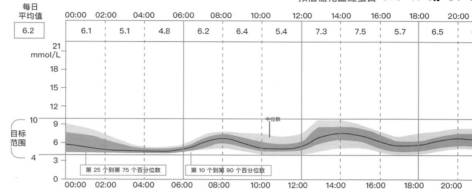

日趋势图（含动态葡萄糖图谱）

2019年5月29日—2019年6月12日 (15 天)

预估糖化血红蛋白 **5.5 %** 或 **37 mmol/mol**

葡萄糖 mmol/L

每日平均值 6.2

00:00	02:00	04:00	06:00	08:00	10:00	12:00	14:00	16:00	18:00	20:00	22:00	00:00
6.1	5.1	4.8	6.2	6.4	5.4	7.3	7.5	5.7	6.5	6.9	6.3	

目标范围

第 25 个到第 75 个百分位数　　第 10 个到第 90 个百分位数

中位数

图 5-2　出院后继续"双 C"治疗，血糖控制达标

病例小结

　　该病例为糖尿病酮症年轻患者，发病时间短，体形瘦，血糖高，胰岛功能差，通过 CSII 强化治疗结合 FGM，精细化血糖调整让胰岛功能较前恢复，同时结合心理治疗，成效明显。

刘松岩

- 副主任医师
- 辽宁中医药大学附属医院

- 男性
- 20 岁
- 病程：<1 年

病史及基本诊疗情况

- 患者男，20 岁，口干、多饮、多尿伴消瘦半年，体重下降 20 kg，多食、易饥 4 ～ 5 天，门诊查空腹血糖 14.6 mmol/L，尿酮体 3 ＋。无糖尿病家族史，平素喜饮碳酸饮料、膨化食品。
- 检查：血压 140/90 mmHg，BMI 28.37 kg/m²，腰围 91 cm；HbA1c 13%，OGTT 示空腹血糖 15.1 mmol/L，2 h 血糖 19.5 mmol/L，在空腹、30 min、60 min、120 min 时 C 肽分别为 1.17 ng/ml、1.39 ng/ml、1.47 ng/ml、2.16 ng/ml；TC 5.71 mmol/L，TG 0.8 mmol/L，LDL-C 4.51 mmol/L；糖尿病自身抗体 IA-2A、GADA、ICA、IAA 均阴性。
- 入院诊断：T2DM 并发糖尿病酮症；高脂血症。

应用 CGM 解读治疗方案

- 入院第 1 天，CSII 基础量 14 U，餐前大剂量 5 U-5 U- 5 U，联合二甲双胍 500 mg 每日 2 次。FGM 显示整体高血糖，故入院第 2 天调整剂量，CSII 基础量 18.05 U，餐前大剂量 6 U-6 U-6 U，二甲双胍 1000 mg 每日 2 次（图 6-1）。
- 入院第 3 天，CSII 基础量 18.05 U，餐前大剂量 6 U- 6 U- 6 U，二甲双胍 1000 mg 每日 2 次，FGM 显示整体血糖平稳下降，空腹血糖约 8 mmol/L。入院第 4 天，FGM 显示整体血糖持续下降，夜间无低血糖，空腹血糖约 6 mmol/L，早餐后血糖偏低，故调整剂量早餐前大剂量 6 U 改至 5 U（图 6-2）。

李维维

- 医师
- 济南市人民医院

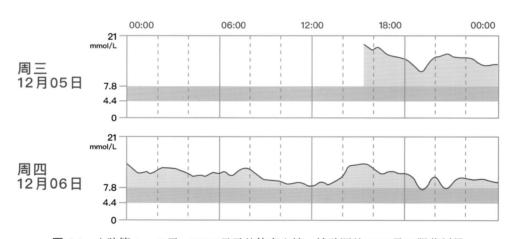

图 6-1　入院第 1 ～ 2 天：FGM 显示整体高血糖，辅助调整 CSII 及口服药剂量

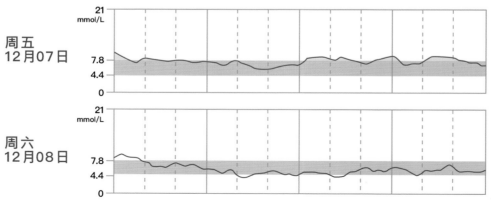

图 6-2　入院第 3 ～ 4 天：FGM 显示整体血糖平稳下降，早餐后血糖偏低，辅助调整 CSII 剂量

- 入院第 5 天，因 FGM 显示前一日午餐、晚餐后血糖约 5 mmol/L，凌晨 2 ～ 6 点出现低血糖，调整 CSII 剂量，基础量 15.65 U，餐前大剂量 5 U-5 U-5 U。入院第 6 天，FGM 显示午餐前及凌晨 3 点、早餐后低血糖，进一步调整 CSII 剂量，基础量 13.1 U，餐前大剂量 4 U-4 U-4 U（图 6-3）。
- 入院第 7 ～ 9 天，继续根据 FGM 调整 CSII 剂量，以维持血糖平稳（图 6-4 和图 6-5）。
- 入院第 10 天，CSII 继续减量至基础量 4.85 U，餐前大剂量 4 U- 2 U-2 U，为停泵做准备。入院第 11 天，停泵，二甲双胍减量至 500 mg 每日 2 次，整体血糖控制良好，患者出院。
- 回顾 FGM 9 天监测情况（图 6-6），AGP 显示中位数葡萄糖曲线较平坦，无大幅度波动，提示单日内血糖稳定性比较好，基本在目标范围内；四分位数间距（IQR）波动相对较小，午餐后至晚餐前及晚餐后至睡前十分位数间距（IDR）波动较大，考虑与饮食习惯有关。

- 男性
- 20 岁
- 病程：<1 年

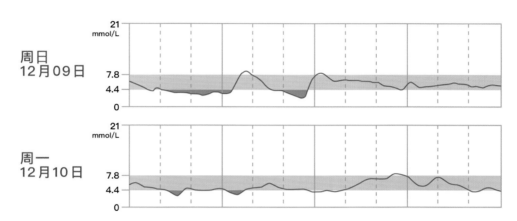

图 6-3　入院第 5 ～ 6 天：FGM 显示低血糖风险，辅助调整 CSII 剂量

李维维

- 医师
- 济南市人民医院

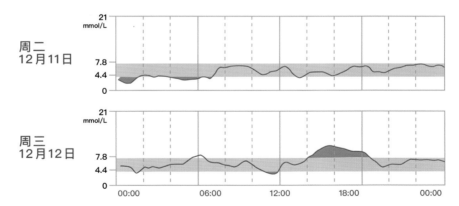

图 6-4　入院第 7 ～ 8 天：FGM 显示低血糖风险，辅助调整 CSII 剂量

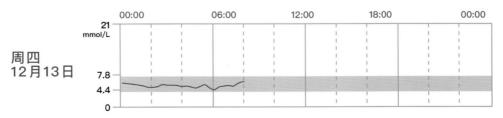

图 6-5　入院第 9 天：FGM 显示低血糖风险及整体血糖偏低，辅助调整 CSII 剂量

- 男性
- 20 岁
- 病程：<1 年

日趋势图（含动态葡萄糖图谱）

2018年12月05日—2018年12月13日（9 天）

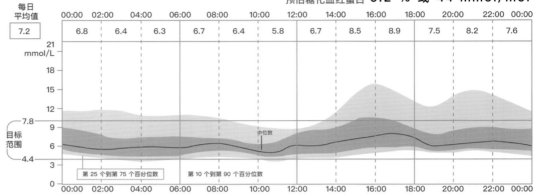

图 6-6　FGM 9 天监测日趋势图（含 AGP）

李维维

- 医师
- 济南市人民 医院

病例小结

　　本例为新诊断 T2DM 的年轻患者，BMI 较高，采用短期胰岛素强化治疗联合二甲双胍以更好地改善血糖，同时有益于患者的体重管理。胰岛素强化治疗过程中配合 FGM 可减少患者痛苦，全面反映血糖波动情况，为糖尿病个体化治疗提供依据。

病史及基本诊疗情况

- 男性
- 29 岁
- 病程: <1 年

- 患者男，29 岁，入院前 1 个半月因腹痛入院，入院时体重 95 kg，BMI 31.7 kg/m²，血压 148/89 mmHg，随机血糖 16.86 mmol/L，HbA1c 13.6%，血象、淀粉酶高，TG 39.52 mmol/L，诊断为急性胰腺炎、糖尿病。住院期间使用 CSII 治疗，出院时降糖方案为每日 1 次甘精胰岛素 12 U ＋三餐前门冬胰岛素 5 U-5 U-5 U，住院治疗 7 天后血糖控制良好，遂出院。出院 39 天后门诊随访，血糖 28.05 mmol/L，HbA1c 10.4%，糖化白蛋白 29.1%，TG 2.55 mmol/L，胰岛素抵抗严重，给予调整降糖方案为德谷胰岛素 14 U 每日 1 次皮下注射＋口服二甲双胍 0.5 g 2 次 / 日，同时进行饮食控制，观察治疗反应。

应用 CGM 解读治疗方案

- 1 周后再次门诊随访，开始佩戴 FGM，进行精细化血糖管理。考虑到患者胰岛素抵抗、肥胖体型，调整降糖方案为德谷胰岛素 14 U ＋二甲双胍 1.0 g 2 次 / 日。
- 佩戴 FGM 后第 1 ～ 4 天，每日葡萄糖总结报告显示明显餐后高血糖（图 7-1），于第 4 天（2019 年 3 月 25 日）优化治疗方案，在原治疗基础上联用阿卡波糖 50 mg 3 次 / 日。

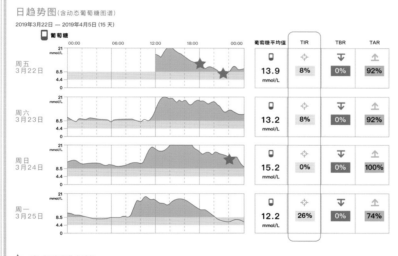

倪银星

- 主任医师
- 重庆医科大学附属第三医院

图 7-1　FGM 显示明显餐后高血糖，优化治疗方案

- 佩戴 FGM 后第 5 ～ 12 天，每日葡萄糖总结报告显示餐后血糖明显改善，TIR 逐渐上升，且无低血糖发生，提示降糖方案安全有效。

- 对比佩戴 FGM 前 7 天和后 7 天血糖情况，后 7 天 TIR（4.4 ～ 8.5 mmol/L）明显提升，修改设定 TIR 参考国际 TIR 共识推荐范围（3.9 ～ 10.0 mmol/L）后，患者 TIR 进一步提升（由 60% 上升至 96%）（图 7-2）。

- 男性
- 29 岁
- 病程：<1 年

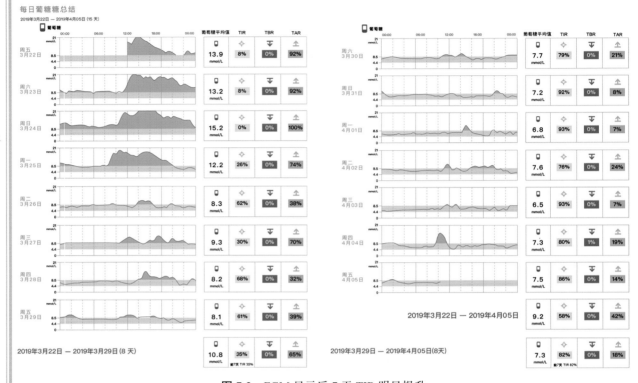

图 7-2　FGM 显示后 7 天 TIR 明显提升

倪银星

- 主任医师
- 重庆医科大学附属第三医院

病例小结

　　该病例为轻度水肿型胰腺炎，从出院后情况来看，患者既往存在 2 型糖尿病，症状不典型未能发现。因急性胰腺炎同时发现糖尿病。入院后给予胰岛素联合口服药，同时配合 FGM，患者血糖明显改善，TIR 显著提升，最终达到良好的血糖控制。

病史及基本诊疗情况

- 男性
- 48 岁
- 病程：<1 年

- 患者男，48 岁，口干伴多饮、多尿 1 个月，体重减轻 5 kg。有糖尿病家族史（父兄均为糖尿病患者）。
- 检查：BMI 24.5 kg/m²；空腹血糖 16.2 mmol/L，静脉血糖 14.0 mmol/L，HbA1c 11.3%，糖化白蛋白 31.3%；尿酮体 1＋，尿微量白蛋白 4.14 mg/dl，尿微量白蛋白 / 尿肌酐 50.02 mg/g；TG 2.50 mmol/L，TC 6.59 mmol/L，LDL-C 3.68 mmol/L；随机胰岛素 37.33 pmol/L，随机 C 肽 1.75 ng/ml；糖尿病自身抗体均阴性；肌电图示右侧正中神经轻度脱髓鞘改变；血管彩超示颈动脉内中膜增厚伴粥样硬化斑块；眼科检查怀疑青光眼。
- 入院诊断：T2DM 合并糖尿病肾病、糖尿病周围神经病变、糖尿病酮症；高脂血症；颈动脉斑块；青光眼？

应用 CGM 解读治疗方案

秦思

- 医师
- 重庆医科大学附属第三医院

- 考虑患者为新发糖尿病，且血糖水平较高，入院后给予 CSII 强化降糖治疗，同时应用 FGM 动态监测血糖并据此及时调整方案，包括调整 CSII 剂量和联合其他降糖药方案。
- 入院第 1～4 天：入院后即予胰岛素泵降糖治疗，FGM 显示整体血糖偏高（图 8-1），从第 2 天开始联合两种口服降糖药（二甲双胍＋维格列汀），并不断精细化调整胰岛素剂量。

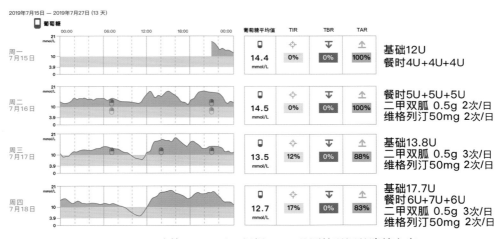

图 8-1 入院第 1～4 天，根据 FGM 监测情况调整降糖方案

- 入院第 5～8 天：FGM 显示血糖水平较前降低，但仍有波动，从第 6 天开始停用维格列汀，改用长效胰高血糖素样肽 -1 受体激动剂（GLP-1RA）。第 7 天停泵，应用甘精胰岛素联合口服降糖药治疗（图 8-2）。
- 第 9 天，患者出院，降糖方案为甘精胰岛素＋二甲双胍＋阿卡波糖＋聚乙二醇洛塞那肽。出院后继续 FGM，显示血糖整体控制良好，TIR 明显提升（图 8-3）。

- 男性
- 48 岁
- 病程：<1 年

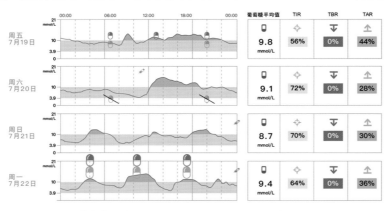

聚乙二醇洛塞那肽 0.2 mg　　甘精胰岛素注射液

二甲双胍 0.5 g　　维格列汀 50 mg　　阿卡波糖 50 mg

图 8-2　入院第 5～8 天，根据 FGM 监测情况调整降糖方案

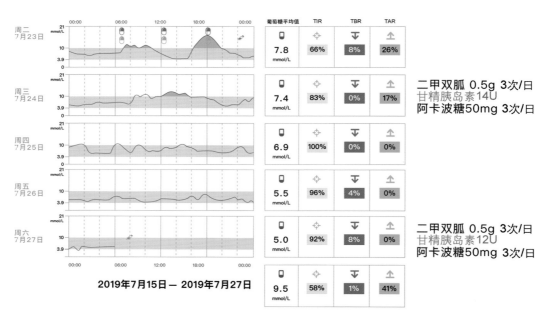

2019年7月15日 — 2019年7月27日

聚乙二醇洛塞那肽 0.2 mg　　甘精胰岛素注射液

二甲双胍 0.5 g　　阿卡波糖 50 mg

图 8-3　出院后，继续应用 FGM 监测血糖并调整方案

秦思

- 医师
- 重庆医科大学附属第三医院

病例小结

　　该病例为一例新诊断 T2DM 患者。患者入院时空腹血糖 16.2 mmol/L，HbA1c 11.3%，尿酮（＋）。对于这样的患者，2017 年中华医学会糖尿病学分会（CDS）指南建议短期胰岛素强化治疗。该患者在住院初期，使用皮下 CSII 强化治疗，配合 FGM 取得了很好的效果。

病史及基本诊疗情况

- 女性
- 77 岁
- 病程: <1 年

- 患者，女，77 岁，口干、多饮、多尿、消瘦 1 个月，体重减轻约 5 kg，于社区医院查空腹血糖 10 mmol/L，入院前未接受任何降糖治疗。既往史包括冠心病 20 余年，高血压 7 年，右眼白内障 5 年，脑梗死 4 年。
- 检查：HbA1c 9.4%，OGTT 示空腹血糖 13.07 mmol/L，2 h 血糖 27.29 mmol/L；TG 2.34 mmol/L，TC 6.35 mmol/L，LDL-C 3.73 mmol/L；足背动脉搏动减弱，10 g 尼龙单丝试验阳性；四肢肌电图示周围神经病变，血管超声示颈动脉、股动脉、足背动脉等多发斑块形成。
- 入院诊断：除既往疾病外，新诊断为 T2DM，糖尿病周围神经病变。

应用 CGM 解读治疗方案

- 入院第 1 天，CSII 门冬胰岛素基础量为 14.2 U，餐前大剂量 3 U-3 U-3 U，FGM 显示晚餐后时段有低血糖发生（图 9-1），故入院第 2 天予基础及餐前胰岛素减量治疗。

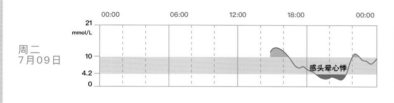
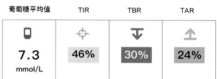
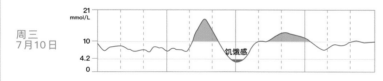
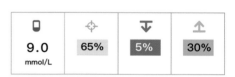

图 9-1　入院第 1～2 天：FGM 辅助调整 CSII 剂量

初晓芳

- 医师
- 枣庄矿业集团枣庄医院

- 入院第 3 天，CSII 基础量 11.1 U，餐前大剂量 2 U-2 U-2 U，FGM 显示三餐后血糖升高，可能与进食稀饭有关，给予饮食指导（图 9-2）；并于入院第 4 天早餐前胰岛素加量至 3 U。

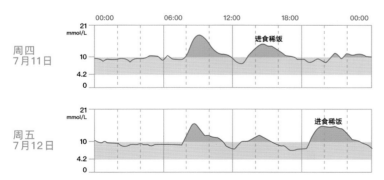
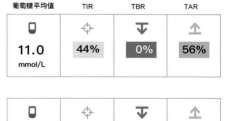

图 9-2　入院第 3～4 天：FGM 辅助调整 CSII 剂量

- 入院第 5～7 天，继续结合 FGM 调整用药方案，第 8 天开始给予沙格列汀 5 mg 1 次 / 日口服（图 9-3）。
- 入院第 9～10 天，CSII 基础量 9.6 U 改为 4.8 U，餐前量逐渐减量至停用。患者整体血糖平稳（图 9-4），继续口服沙格列汀 5 mg 1 次 / 日。

- 女性
- 77 岁
- 病程：<1 年

初晓芳
- 医师
- 枣庄矿业集团枣庄医院

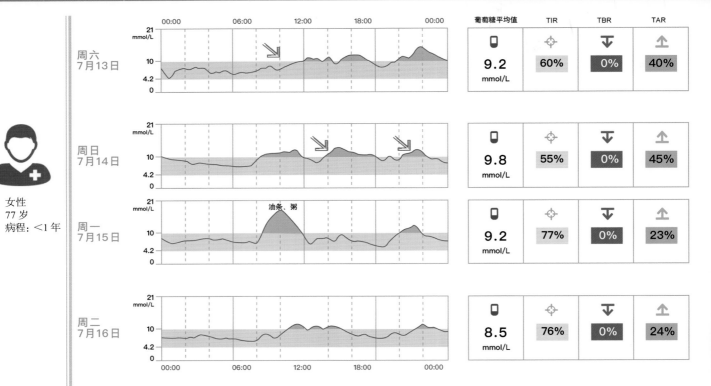

图 9-3 入院第 5～8 天：FGM 辅助调整 CSII 基础量

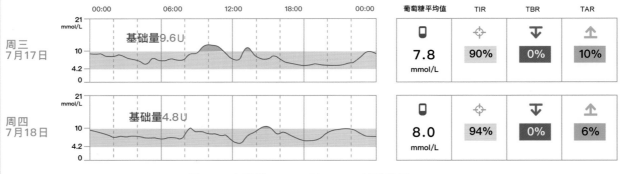

图 9-4 入院第 9～10 天：FGM 辅助停用 CSII

病例小结

　　本例为老年新诊断 T2DM 患者，短期胰岛素强化治疗优势明显，但应用时会遇到 CSII 剂量的设置及调整、低血糖风险及后续治疗方案的转化等问题。使用 FGM 可完整反映 24 h 血糖变化趋势，根据 AGP 能够及时调整用药方案，对改善血糖控制有重要意义。

病史及基本诊疗情况

* 患者男，41 岁，发现血糖升高 2 年，口干、多饮伴消瘦半年。入院前 2 年体检发现血糖升高，诊断为 T2DM，予饮食及运动控制血糖；入院前 1 年开始应用二甲双胍＋阿卡波糖口服降糖治疗，血糖控制一般；入院前半年停服阿卡波糖，逐渐出现口干、多饮、多尿症状，伴消瘦，体重下降约 15 kg，伴视物模糊，血糖波动在 14 ～ 20 mmol/L。
* 检查：HbA1c 14.9%，空腹血糖 15.43 mmol/L，餐后 2 h 血糖 14.9 mmol/L；空腹 C 肽 0.82 ng/ml，餐后 2h C 肽 1.23 ng/ml；TC 5.37 mmol/L，TG 3.61 mmol/L，HDL-C 1.34 mmol/L，LDL-C 3.10 mmol/L；血钾 3.3 mmol/L。
* 入院诊断：T2DM；高脂血症；低钾血症。

* 男性
* 41 岁
* 病程：2 年

应用 CGM 解读治疗方案

* 综合治疗方案包括糖尿病健康教育、饮食运动治疗、控制血糖、调节血脂及补钾治疗。患者胰岛功能较差，血糖波动较大，入院后予 CSII 强化降糖治疗，同时佩戴 FGM 动态监测葡萄糖。
* 入院第 1 ～ 4 天，FGM 显示绝大多数时间血糖均高于正常范围，整体血糖明显升高，基于 FGM 监测调整 CSII 基础量，并从入院第 2 天开始加用二甲双胍口服治疗（图 10-1）。

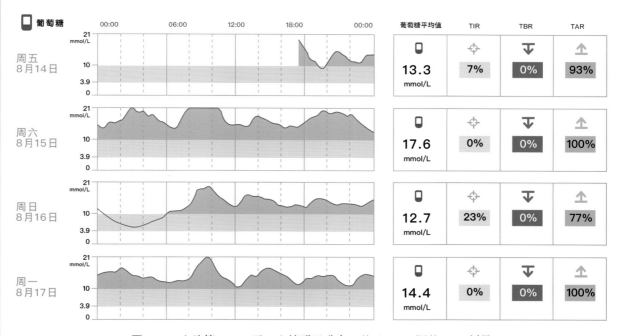

图 10-1 入院第 1 ～ 4 天，血糖明显升高，基于 FGM 调整 CSII 剂量

熊思

* 武汉市第三医院

* 入院第 5 天，FGM 显示血糖较前改善。第 6 天起，增加阿卡波糖口服治疗，第 7 天再增加度拉糖肽，FGM 显示血糖明显改善，TIR 达 97%；第 8 天停泵，改为基础＋餐时胰岛素方案联合口服降糖药物治疗（图 10-2）。
* 第 9 ～ 12 天，血糖控制已经达标，基于 FGM 继续精细调整"三短一长"的胰岛素剂量方案，同时保持口服降糖方案不变。出院前 TIR 96% ～ 100%，无低血糖事件发生（图 10-3）。

- 男性
- 41 岁
- 病程：2 年

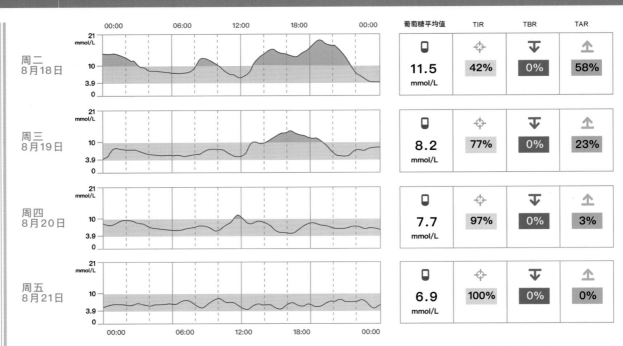

图 10-2 　入院第 5 ～ 8 天，继续基于 FGM 优化降糖方案，血糖控制逐渐达标

熊思

- 武汉市第三
  医院

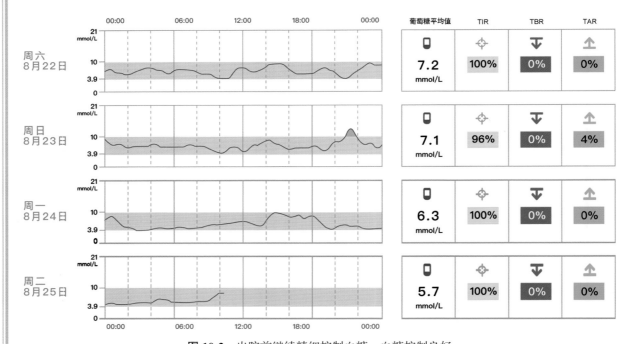

图 10-3 　出院前继续精细控制血糖，血糖控制良好

病例小结

　　该中年 T2DM 患者既往血糖控制欠佳，血糖波动大，入院后佩戴 FGM 可减轻患者的痛苦，改善就医体验。在 FGM 监测下不断调整降糖方案，患者 TIR 逐渐增加，胰岛素剂量逐渐减小，胰岛素剂量逐渐合理化，血糖控制逐渐达标。

病例 11 按图索骥，靠谱调糖

病史及基本诊疗情况

- 男性
- 58 岁
- 病程：3 年

- 患者男，58 岁，发现血糖升高 3 年余，伴体重下降半年。患者曾自行服用消渴丸，入院前 1 年半发现血糖控制欠佳，改为口服阿卡波糖 50 mg 3 次 / 日；近半年血糖明显升高，自测空腹血糖 12 ～ 14 mmol/L，体重下降约 5 kg。
- 检查：BMI 26.4 kg/m²；空腹血糖 15.8 mmol/L，HbA1c 10.6%；TG 3.53 mmol/L；血管彩超示颈动脉及下肢动脉粥样硬化并斑块形成。
- 入院诊断：T2DM；动脉粥样硬化；高脂血症。

应用 CGM 解读治疗方案

- 该病例糖尿病病程 3 年余，采用口服药单药治疗血糖控制不佳，入院时血糖水平较高，入院后建议在生活方式干预的基础上采用胰岛素短期强化治疗，以快速降糖、解除高糖毒性。但患者拒绝胰岛素治疗，故起始二联口服药物治疗，予卡格列净 100 mg 1 次 / 日＋二甲双胍 500 mg 3 次 / 日，同时佩戴 FGM 动态监测血糖变化。
- 治疗最初 5 天，患者认为二甲双胍副作用大、伤肾，未按医嘱服用，而是继续服用阿卡波糖。FGM 显示餐后血糖持续升高不降，血糖波动大（图 11-1）。

王萍

- 主任医师
- 鞍山市汤岗子医院

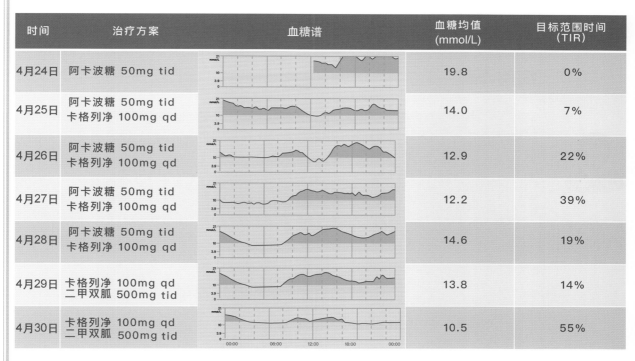

时间	治疗方案	血糖谱	血糖均值 (mmol/L)	目标范围时间 (TIR)
4月24日	阿卡波糖 50mg tid		19.8	0%
4月25日	阿卡波糖 50mg tid 卡格列净 100mg qd		14.0	7%
4月26日	阿卡波糖 50mg tid 卡格列净 100mg qd		12.9	22%
4月27日	阿卡波糖 50mg tid 卡格列净 100mg qd		12.2	39%
4月28日	阿卡波糖 50mg tid 卡格列净 100mg qd		14.6	19%
4月29日	卡格列净 100mg qd 二甲双胍 500mg tid		13.8	14%
4月30日	卡格列净 100mg qd 二甲双胍 500mg tid		10.5	55%

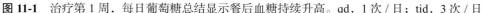

图 11-1 治疗第 1 周，每日葡萄糖总结显示餐后血糖持续升高。qd，1 次 / 日；tid，3 次 / 日

- 通过与患者进一步沟通，使其了解药物特点，解除顾虑，患者于治疗第 6 天遵医嘱改用二甲双胍 500 mg 3 次 / 日，并根据动态血糖波动改变饮食和运动，第 7 天血糖逐渐平稳（图 11-2），维持治疗方案及生活方式直至出院。

时间	治疗方案	血糖谱	血糖均值 (mmol/L)	目标范围时间 (TIR)
5月01日	卡格列净 100mg qd 二甲双胍 500mg tid		8.8	76%
5月02日	卡格列净 100mg qd 二甲双胍 500mg tid		9.4	57%
5月03日	卡格列净 100mg qd 二甲双胍 500mg tid		8.5	78%
5月04日	卡格列净 100mg qd 二甲双胍 500mg tid		8.3	81%
5月05日	卡格列净 100mg qd 二甲双胍 500mg tid		9.2	75%
5月06日	卡格列净 100mg qd 二甲双胍 500mg tid		8.9	79%
5月07日	卡格列净 100mg qd 二甲双胍 500mg tid		7.8	94%

图 11-2　治疗第 2 周，每日葡萄糖总结显示血糖控制明显改善。qd，1 次 / 日；tid，3 次 / 日

- 男性
- 58 岁
- 病程：3 年

病例小结

　　本例患者病史短，血糖控制不佳，依从性较差。当通过 FGM 观察到患者没有遵从医嘱用药而血糖控制不佳后，及时沟通，患者接受医嘱换用第二种口服药后，血糖控制明显改善，血糖目标范围内时间延长，且无低血糖发生。应用 FGM 可根据血糖情况及时调整降糖方案，使患者血糖快速达标。

王萍
- 主任医师
- 鞍山市汤岗子医院

病史及基本诊疗情况

- 患者男，50 岁，体重减轻 6 年，多尿、多饮 4 年。患者入院前 4 年被诊断为代谢综合征，近 2 年来未规律监测血糖、血压，目前仅使用胰岛素晚餐前皮下注射治疗。
- 检查：BP 163/105 mmHg，BMI 25.2 kg/m²，腰围 86 cm；空腹血糖 6.19 mmol/L，早餐后 2 h 血糖 12.1 mmol/L，HbA1c 8.0%；TG 1.76 mmol/L；尿微量白蛋白 / 肌酐 88.0 mg/g。血管彩超示颈动脉多发斑块；腹部彩超示脂肪肝。
- 入院诊断：代谢综合征（T2DM、高血压 2 级　很高危、高脂血症、向心性肥胖）；脂肪肝；动脉粥样硬化。

- 男性
- 50 岁
- 病程：4 年

应用 CGM 解读治疗方案

- 该病例为合并多种代谢紊乱的代谢综合征患者，给予降糖、降压、降脂、抗血小板等综合治疗。入院降糖方案采用精蛋白锌重组赖脯胰岛素 12 U 晚餐前注射。
- 入院第 1 ～ 3 天，仅采用指血监测血糖情况，未能发现降糖药剂量不足。第 4 天（3 月 25 日）开始佩戴 FGM 动态监测血糖，发现血糖偏高，故第 5 天调整降糖方案为精蛋白锌重组赖脯胰岛素 12 U-12 U 早、晚餐前注射，联合二甲双胍口服治疗。
- 入院第 6 ～ 8 天，继续根据 FGM 精准调整预混胰岛素以及二甲双胍剂量（图 12-1）。

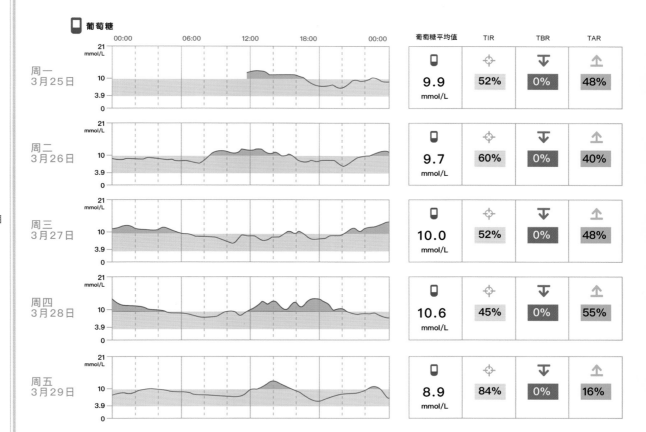

图 12-1　入院 4 天后，开始根据 FGM 调整降糖方案

王艳姣

- 中南大学湘雅二医院

- 入院第 8 天（3 月 29 日）患者出院，降糖方案为精蛋白锌重组赖脯胰岛素 12 U-14 U 早、晚餐前皮下注射，联合二甲双胍 850 mg 2 次 / 日。出院后继续佩戴 FGM 进行血糖监测。

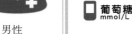

- 男性
- 50 岁
- 病程: 4 年

- 每日葡萄糖总结显示，在佩戴 FGM 辅助调糖第 1 周即初显成效：TIR 从 52% 提高至 81%，平均血糖从 9.9 mmol/L 降至 8.4 mmol/L；FGM 辅助调糖第 2 周患者出院，血糖控制越来越好，平均血糖降至 5.8 mmol/L，TIR 升至 100%。
- AGP 显示，葡萄糖中位数曲线基本控制在目标范围内，单日内波动不大（图 12-2）。

日趋势图（含动态葡萄糖图谱）
2019年3月25日—2019年4月8日 (15 天)

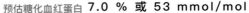
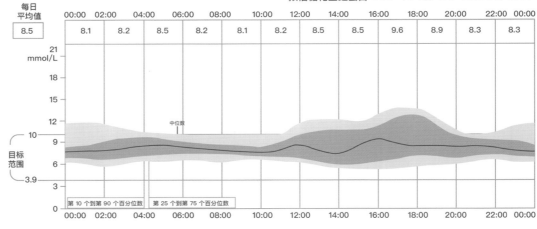

图 12-2　AGP 显示血糖控制较平稳

王艳姣

- 中南大学湘雅二医院

病例小结

　　传统血糖监测存在局限性，应用 FGM 能够全面了解血糖谱，及时发现高血糖和隐匿的低血糖，寻找血糖波动的原因，助力制订更精准的调糖方案。同时，院外和院内环境不同，FGM 有助于患者出院后对诊疗方案调整的过渡，使血糖控制效果更好。

病例 13　点面结合，全力达标

病史及基本诊疗情况

- 患者男，65岁，T2DM病史5年，心悸、出汗半天，测血糖2.5 mmol/L。入院前3个月，因准备行白内障手术，将降糖方案由二甲双胍调整为生物合成人胰岛素30R早16 U～晚14 U皮下注射。既往高血压5年，控制尚可；双眼白内障1年。
- 检查：HbA1c 6.8%，空腹血糖7.5 mmol/L，餐后血糖8.4 mmol/L；空腹胰岛素46.8 U/ml，空腹C肽0.89 nmol/L。
- 入院诊断：T2DM；高血压2级　很高危；双眼白内障。

- 男性
- 65岁
- 病程：5年

应用 CGM 解读治疗方案

- 入院初期FGM报告示患者血糖波动较大，有凌晨无症状性低血糖发生（图13-1）。从入院第3天起，停用胰岛素，调整为二甲双胍口服，之后根据血糖情况联合西格列汀，并调整剂量。从第8天起，在口服药的基础上联合德谷胰岛素，并调整剂量。

谭宓
- 医师
- 石家庄市第一医院

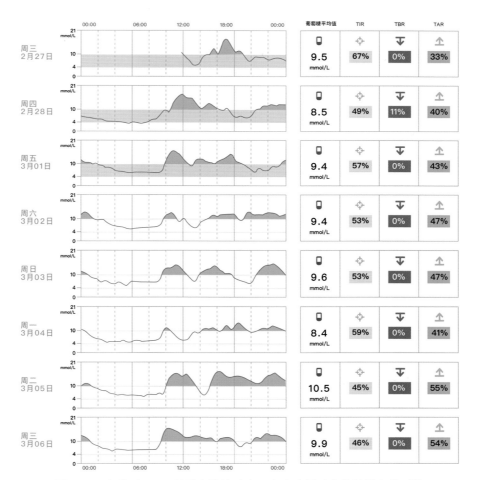

图13-1　入院时FGM显示血糖波动大，存在凌晨无症状性低血糖可能

病例 13　点面结合，全力达标

- 男性
- 65 岁
- 病程：5 年

- 出院时方案为二甲双胍 1.0 g 2 次 / 日＋西格列汀 100 mg ＋德谷胰岛素 14 U。FGM 报告显示，随着方案调整，患者空腹血糖逐渐达标，但餐后血糖较差（图 13-2），需进一步糖尿病宣教和随访。

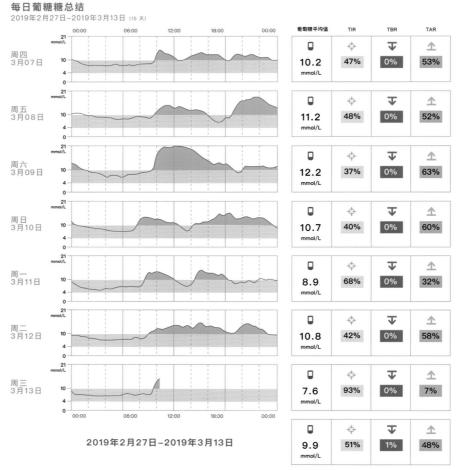

图 13-2　FGM 显示空腹血糖控制达标而餐后血糖较差

谭宓

- 医师
- 石家庄市第一医院

- FGM 监测 15 天的整体血糖趋势图（图 13-3）显示，患者空腹血糖达标且未发生低血糖，但餐后血糖尚未达标。

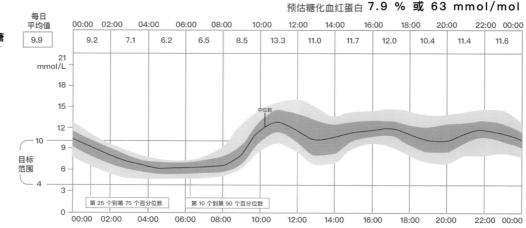

图 13-3　FGM 整体趋势图显示空腹血糖达标，而餐后血糖控制较差

● 更精细的日趋势图（图 13-4）显示，患者住院初期有凌晨无症状性低血糖出现。

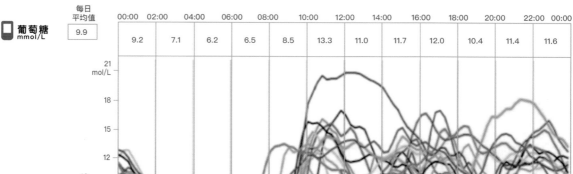

图 13-4　日趋势图显示住院初期出现凌晨无症状性低血糖

● 男性
● 65 岁
● 病程：5 年

病例小结

　　该病例入院前发生低血糖，血糖波动大，入院后及时应用 FGM，很好地掌握了原治疗方案血糖波动的情况，特别是夜间低血糖的情况，并及时进行胰岛素剂量调整，适当联合口服药。应用 FGM "点面结合" 有助于及时发现低血糖危象，帮助全面管理血糖。

谭宓

● 医师
● 石家庄市第
　一医院

病例 14　持续葡萄糖监测，助力控糖

病史及基本诊疗情况

- 男性
- 61 岁
- 病程：10 年

- 患者男，61 岁，因发现血糖高 10 年、食欲欠佳 1 周入院。T2DM 病史 10 年，平素不规律口服降糖药治疗；冠心病病史 15 年，高血压病史 14 年，陈旧性心肌梗死病史 9 年，曾多次行冠状动脉支架置入术。
- 检查：空腹血糖 5.6 mmol/L，餐后 2 h 血糖 14.24 mmol/L，HbA1c 6.8%；游离三碘甲腺原氨酸（FT_3）26.42 pmol/L，FT_4 32.05 pmol/L，促甲状腺素（TSH）0.015 μmol/L；血管彩超示颈动脉、下肢动脉斑块；足背动脉搏动减弱，10 g 尼龙单丝试验阳性。
- 入院诊断：T2DM 合并糖尿病周围血管病变和糖尿病周围神经病变；冠心病；高血压 3 级 很高危；陈旧性心肌梗死；甲状腺毒症。

应用 CGM 解读治疗方案

- 考虑到该患者糖尿病合并多种并发症，给予降糖、调脂、降压、抗血小板等综合治疗，禁碘饮食，观察甲状腺功能变化。加强糖尿病教育，入院后采用 CSII 强化降糖治疗，并佩戴 FGM 监测血糖，辅助进行血糖管理。
- 入院第 1 ~ 8 天，根据 FGM 每日葡萄糖总结调整治疗方案，包括 CSII 基础量和餐前大剂量的精细化调整以及口服降糖药的使用，治疗后 TIR 逐渐提高（图 14-1）。

张新华

- 北大医疗鲁中医院

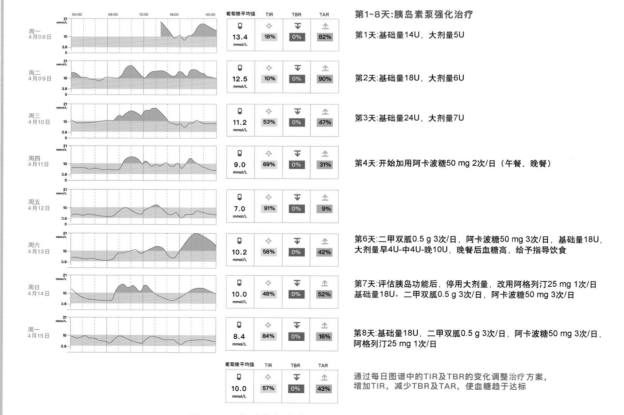

图 14-1　住院期间根据 FGM 监测调整治疗方案

- 入院第 9 天患者出院，继续佩戴 FGM，并密切门诊随访，调整降糖方案，患者胰岛素剂量逐渐减少，血糖趋于平稳。

- AGP 显示第 2 周血糖整体达标情况明显改善，血糖波动明显减少（图 14-2）。

- 男性
- 61 岁
- 病程：10 年

日趋势图（含动态葡萄糖图谱）
2019年4月08日—2019年4月15日（15 天）

预估糖化血红蛋白 **7.9 %** 或 **63 mmol/mol**

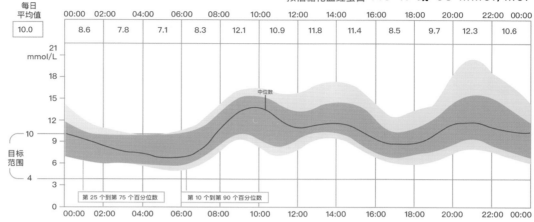

日趋势图（含动态葡萄糖图谱）
2019年4月08日—2019年4月15日（15 天）

预估糖化血红蛋白 **5.9 %** 或 **41 mmol/mol**

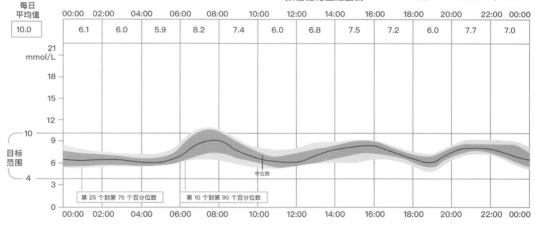

图 14-2　AGP 显示第 2 周血糖控制明显改善

张新华

- 北大医疗鲁
  中医院

病例小结

　　该病例糖尿病病史 10 年，依从性差，未接受正规降糖治疗，且合并大血管疾病史。使用 FGM 可随时随地获取血糖值，有利于患者根据食物–运动–血糖数据关系调整饮食和运动，全面了解自身病情控制情况，医生也能及时调整治疗方案，从而更好地控制血糖。

病例 15　持续葡萄糖监测护航，安全达标

病史及基本诊疗情况

- 患者女，64 岁，口干、多饮、多尿 10 年，近期感头晕、乏力入院。T2DM 病史 10 年，长期应用预混胰岛素治疗，目前方案为门冬胰岛素 30 早 13 U- 中 13 U- 晚 10 U，偶测空腹血糖在 10 mmol/L 以上，餐后血糖 17 ～ 18 mmol/L。既往高血压病史 4 年。
- 检查：BP 142/80 mmHg，BMI 29.5 kg/m²；馒头餐试验空腹血糖 11.42 mmol/L，餐后 2 h 血糖 17.32 mmol/L，HbA1c 8.4%；TC 5.66 mmol/L，TG 2.32 mmol/L；腹部彩超示脂肪肝，血管彩超示双下肢动脉硬化伴斑块形成；动态血压示 24 h 平均血压 146/90 mmHg。
- 临床诊断：T2DM；高血压 3 级 很高危；脂代谢异常；脂肪肝；动脉粥样硬化。

- 女性
- 64 岁
- 病程：10 年

应用 CGM 解读治疗方案

- 考虑到该患者病程长，入院前血糖控制不达标，空腹及餐后血糖均明显升高，且合并高血压、脂代谢异常等多种疾病，给予生活方式干预及降糖、调脂、降压等综合治疗。入院后降糖方案改为甘精胰岛素＋门冬胰岛素 4 针方案强化治疗，联合二甲双胍口服，并佩戴 FGM 监测血糖，辅助进行血糖管理。
- 入院第 1 ～ 8 天，根据 FGM 监测的血糖情况精细化调整胰岛素剂量（图 15-1）。随着不断调整治疗方案，患者血糖控制逐渐趋于平稳，整体达标，且低血糖发生次数减少。

李孔龙

- 昆明医科大学第二附属医院

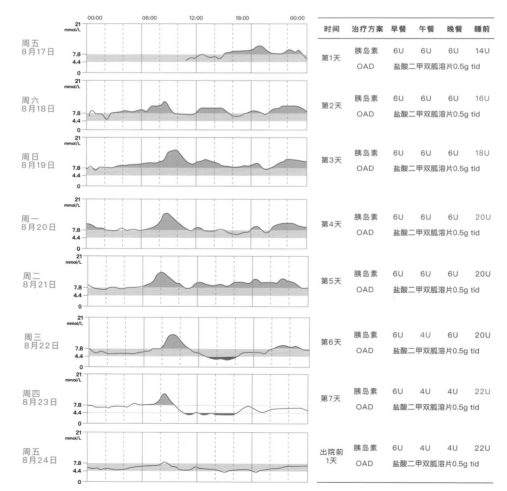

图 15-1　住院期间根据 FGM 监测调整胰岛素剂量。OAD，口服降糖药；tid，3 次／日

- 入院第 9 天患者出院，出院时空腹血糖 4 ～ 7 mmol/L，餐后血糖 7 ～ 9 mmol/L，降糖方案为甘精胰岛素 22 U ＋门冬胰岛素早 6 U- 中 4 U- 晚 4 U ＋二甲双胍 0.5 g 3 次 / 日。出院后继续佩戴 FGM 1 周，门诊随访血糖 6.3 mmol/L，有早餐后低血糖现象，给予饮食指导。15 天的 AGP 显示，患者整体血糖控制平稳。葡萄糖波动趋势图解析显示整体血糖波动小（图 15-2）。

- 女性
- 64 岁
- 病程：10 年

葡萄糖波动趋势解析

2018年8月17日–2018年8月31日 (15 天)

低葡萄糖数值设置：中
中位数目标设置：8.6mmol/L（糖化血红蛋白：7.0% 或 53 mmol/mol）

预估糖化血红蛋白 **6.2 %** 或 **44 mmol/mol**

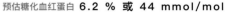
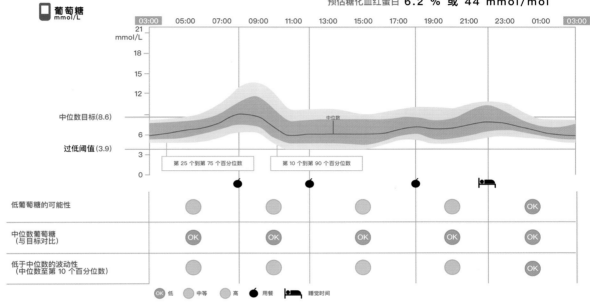

图 15-2　葡萄糖波动趋势解析图谱

- 出院后 1 周随访，患者出院后整体血糖控制平稳，调整治疗方案为甘精胰岛素 20 U 睡前皮下注射＋二甲双胍 0.5 g 3 次 / 日，停用门冬胰岛素。
- 出院 1 个月后复诊，空腹血糖 4 ～ 6 mmol/L，餐后血糖 6 ～ 8 mmol/L，晚餐后偶发低血糖，调整治疗方案为甘精胰岛素 22 U 睡前皮下注射＋格列美脲 2 mg 1 次 / 日，联合生活方式干预。

李孔龙

- 昆明医科大学第二附属医院

病例小结

　　该例患者三针预混胰岛素治疗血糖控制不佳，通过采取"三短一长"胰岛素强化治疗，并佩戴 FGM 实时监测血糖，及时调整胰岛素剂量，实现平稳降糖，安全达标。出院 1 周后根据血糖水平逐步停用餐时速效胰岛素，仅保留睡前长效胰岛素联合白天口服降糖药的方案，患者血糖控制良好，依从性大大提升，生活质量也有所提高。

病例 16　安全降糖，保驾护航

病史及基本诊疗情况

- 女性
- 66 岁
- 病程：10 年

- 患者女，66 岁，T2DM 病史 10 年，间断腹泻 2 天，因晕厥急诊就诊，查手指血糖 1.2 mmol/L，予 50% 葡萄糖针静脉推注后恢复意识。近 1 年使用门冬胰岛素 30 早 14 U- 晚 10 U 餐前皮下注射治疗，偶有低血糖发作，主要在餐前和夜间发作。
- 入院诊断：低血糖昏迷，T2DM 合并糖尿病视网膜病变和糖尿病周围神经病变；慢性肾脏病（CKD）3 期；饥饿性酮症等。

应用 CGM 解读治疗方案

- 综合治疗包括抗感染、止泻、改善循环、营养神经、控糖、护肾、稳定斑块、降脂等，应用 FGM 进行血糖监测，指导精细化调糖，使用安全性更高的降糖方案。
- 入院第 1 ～ 8 天：入院后停用胰岛素，纠正低血糖后，于第 4 天加用小剂量胰岛素，FGM 示降糖效果好但血糖水平偏低，第 6 天停用胰岛素；测胰岛功能尚可，第 8 天予利格列汀口服（图 16-1）。

刘婧承

- 主治医师
- 武汉大学人民医院

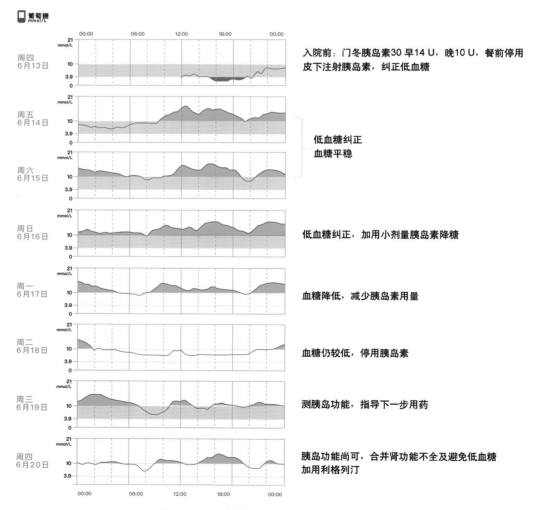

图 16-1　入院第 1 ～ 8 天：FGM 辅助调糖

- 入院第 9 ～ 15 天：利格列汀治疗期间血糖基本稳定，曾发生因早起洗衣服和进餐量少诱发的低血糖事件，根据 FGM 给予生活指导和饮食调整（图 16-2）。

- 女性
- 66 岁
- 病程：10 年

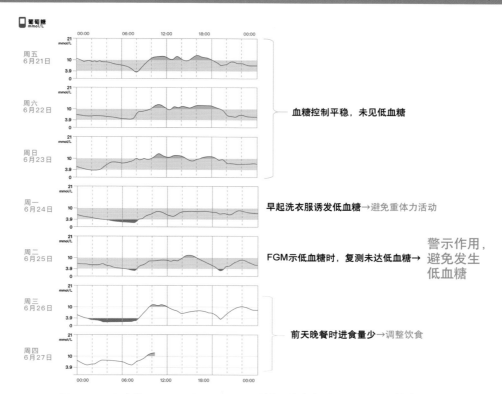

图 16-2　入院第 9～15 天：FGM 监测低血糖事件并给予生活、饮食指导

- 通过 FGM 评估降糖疗效，AGP 图谱显示与治疗头 7 天相比，后 8 天血糖达标率更高，血糖波动更小（图 16-3）。

刘婧承

- 主治医师
- 武汉大学人民医院

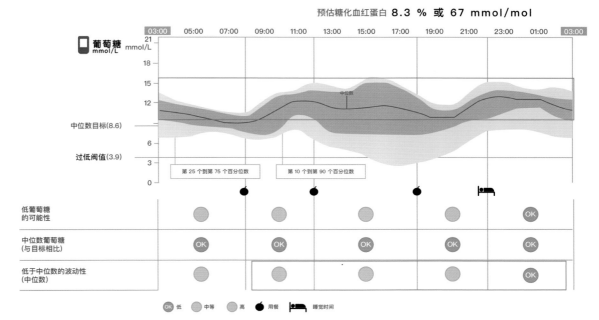

图 16-3　AGP 显示治疗后半段血糖达标率更高，血糖波动更小

- 女性
- 66 岁
- 病程：10 年

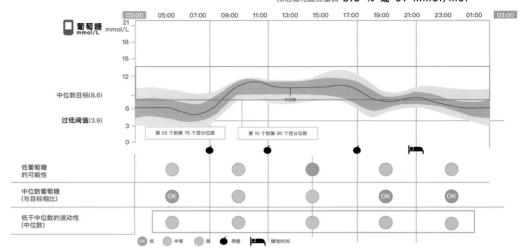

葡萄糖波动趋势解析
2019年6月20日—2019年6月27日（8天）

预估糖化血红蛋白 **8.3 %** 或 **67 mmol/mol**

血糖达标率更高

图 16-3（续）

病例小结

刘婧承

- 主治医师
- 武汉大学人民医院

　　本例为合并低血糖昏迷的老年 T2DM 患者，病程 10 年，虽然血糖控制达标，但低血糖频繁发生。治疗上纠正低血糖，同时积极予以 FGM 连续动态血糖监测，以 TIR 为指导，精细化分析血糖波动变化，兼顾慢性肾功能不全，选择更合适的降糖方案。

病例 17　持续葡萄糖监测——糖尿病患者的福音

病史及基本诊疗情况

- 患者男，72岁，发现血糖升高10余年，血糖控制欠佳半个月。既往有T2DM病史约10年，长期应用二甲双胍 0.5 g 3次/日＋格列齐特 60 mg 1次/日治疗；半个月前于社区医院查空腹血糖 12.2 mmol/L，至我院门诊就诊，查随机血糖 21.6 mmol/L，遂收入院。
- 检查：HbA1c 11.0%，空腹血糖 12.17 mmol/L，餐后 2 h 血糖 22.0 mmol/L，空腹 C 肽 1.63 ng/ml，餐后 2 h C 肽 2.85 ng/ml；血管超声示颈动脉及下肢动脉斑块形成；肌电图示神经传导部分减慢。
- 入院诊断：T2DM 合并周围血管病变，糖尿病周围神经病变。

- 男性
- 72 岁
- 病程：10 年

应用 CGM 解读治疗方案

- 该患者 T2DM 病史多年，诊断明确，目前血糖控制欠佳，合并多种糖尿病并发症，综合治疗措施包括控糖、扩张血管、改善微循环以及营养神经等。
- 入院后予以 CSII 强化降糖，同时佩戴 FGM 进行血糖监测。
- 入院第 1～4 天开始进行 FGM，根据 FGM 情况调整胰岛素基础量和三餐量，从入院第 3 天开始胰岛素减量，并开始联用米格列醇口服治疗，FGM 显示血糖迅速控制平稳（图 17-1）。

熊思

- 住院医师
- 武汉市第三医院

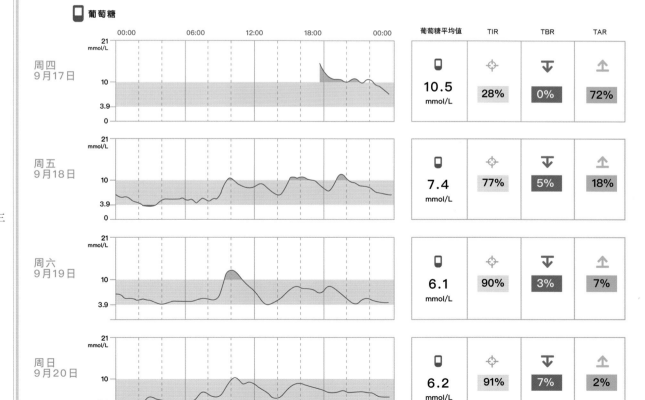

图 17-1　入院第 1～4 天，基于 FGM 调整 CSII 剂量，血糖迅速控制

- 使用 CSII 第 6 天，开始联用二甲双胍 0.25 g 3 次 / 日，继续调整胰岛素基础量和三餐量，FGM 监测提示 TIR 较前明显改善（图 17-2）。

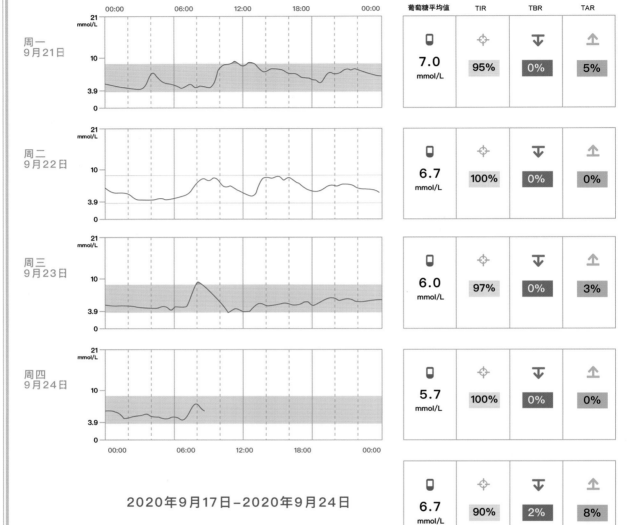

图 17-2　入院第 4 ～ 8 天，基于 FGM 优化降糖方案，血糖达标

- 回顾整个住院期间，1 周时间内 TIR 从 28% 提升至 100%，TAR 从 72% 降至 3%，TBR 从最高 7% 降至 0。

- 男性
- 72 岁
- 病程：10 年

熊思

- 住院医师
- 武汉市第三医院

病例小结

　　该 T2DM 老年患者入院时随机血糖较高，经 CSII 强化治疗，胰岛素剂量逐渐减量，提示其胰岛功能较前逐步恢复。在强化治疗过程中，FGM 显示无症状性低血糖，遂进行精细的降糖方案调整，出院前患者血糖值绝大部分时间均处于目标范围内，取得满意的控糖效果。

病例 18 动态葡萄糖监测协助 T2DM 患者血糖管理达标

病史及基本诊疗情况

- 男性
- 50 岁
- 病程：10 余年

- 患者男，50 岁，反复口干、多饮 10 余年，双下肢麻木 1 年。T2DM 病史 10 余年，近 3 年血糖控制差，应用预混胰岛素联合多种口服药治疗，自测空腹血糖多在 11 mmol/L 以上；近 1 年出现双下肢麻木，呈手套袜样；入院前 1 个月烫伤右足，仍见皮损，可见部分结痂和少许渗液。既往有高血压病史。
- 检查：BP 172/101 mmHg，BMI 26.75 kg/m²；空腹血糖 13.65 mmol/L，HbA1c 8.12%；肌酐 122.17 μmol/L，尿微量白蛋白 / 肌酐 56 mg/mmol；血管彩超示颈动脉、下肢动脉硬化合并斑块形成；10 g 尼龙单丝试验阳性。
- 入院诊断：T2DM 合并糖尿病周围神经病变，糖尿病肾病（CKD 3 期），糖尿病足（Wagner 1 级）；高血压 2 级 极高危；颈动脉硬化合并斑块形成；下肢动脉粥样硬化。

应用 CGM 解读治疗方案

湛婉华
- 主治医师
- 南方医院增城分院

- 考虑到该中年患者糖尿病长期血糖控制差，已出现多种并发症，给予降糖、调脂、降压、抗血小板等综合治疗。入院后采用胰岛素（甘精胰岛素＋赖脯胰岛素 4 针方案）联合二甲双胍强化降糖治疗，并佩戴 FGM 监测血糖，辅助进行血糖管理。
- 入院第 1～8 天，根据 FGM 每日葡萄糖总结调整治疗方案，包括胰岛素基础量和餐前剂量的精细化调整以及口服降糖药的使用。初始 4 天，FGM 显示血糖波动较大，第 5～8 天血糖控制逐渐平稳（图 18-1）。

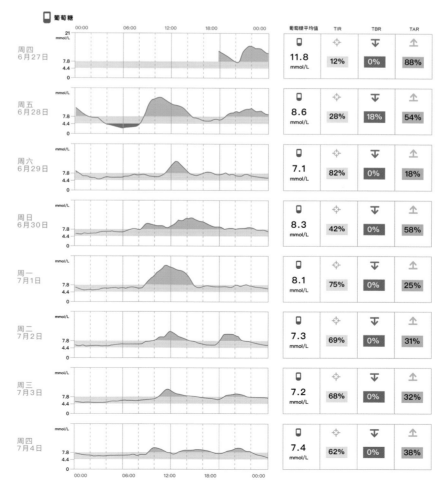

图 18-1 住院期间根据 FGM 监测调整治疗方案

- 入院第 9 天患者出院，血糖基本达标。出院降糖方案为甘精胰岛素＋二甲双胍＋阿卡波糖。
- AGP 分析显示，在监测的 14 天中，总体血糖控制较平稳，早餐后至晚餐前时段血糖偏高，无低血糖发生（图 18-2）。

- 男性
- 50 岁
- 病程：10 余年

葡萄糖波动趋势解析 （含葡萄糖读数）

2019年6月27日—2019年7月10日 （14 天）

低葡萄糖限值设置:中
中位数目标设置:8.6mmol/L(糖化血红蛋白：7.0%或53mmol/mol)

预估糖化血红蛋白 **6.5 %** 或 **48 mmol/mol**

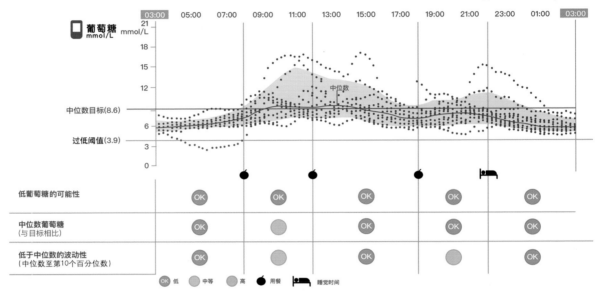

图 18-2　葡萄糖波动趋势解析图谱

病例小结

湛婉华

- 主治医师
- 南方医院增城分院

　　该例为病程长、体重超重、中年男性 T2DM 患者，血糖控制差，且已出现多个并发症，之前接受预混胰岛素和 3 种口服降糖药治疗，血糖波动大。通过佩戴 FGM 进行血糖监测，有效协助血糖管理，使血糖在短期内达标，降低血糖波动，并在出院后维持良好效果。

病史及基本诊疗情况

- 患者男，55 岁，因血糖升高 13 年、左足破溃伴流脓半个月余入院。T2DM 病程 13 年，间断服用二甲双胍、格列齐特等药物治疗，平日未监测血糖。半个月前左足第 5 趾出现水泡，后破溃、流脓，就诊于外院，给予"清创换药、抗感染"治疗，效果欠佳，故来院进一步诊治。

- 检查：BMI 25.71 kg/m^2，腰围 97 cm；双足背动脉搏动明显减弱；双下肢、左足背皮肤色素沉着，左足第 5 趾可见 2 cm×3 cm、3 cm×5 cm 创面，表面附着淡黄色分泌物；血常规 WBC 18.26×10^9/L，N% 90%；CRP 79.57 mg/L，红细胞沉降率（血沉）67 mm/h，空腹血糖 8.29 mmol/L，OGTT餐后 2 h 血糖 17.1 mmol/L，HbA1c 11.4%；分泌物培养：沃氏葡萄球菌；血管超声示颈动脉及下肢动脉粥样硬化斑块形成；冠状动脉造影提示多支血管不同程度狭窄；左足 X 线检查：左足第 5 跖骨远端局部骨密度降低，见小片状骨质吸收区，周围软组织肿胀，左足部分骨密度减低，考虑糖尿病足；感觉阈值测定：双下肢重度感觉丧失。

- 入院诊断：T2DM 并发糖尿病周围血管病变、糖尿病周围神经病变、糖尿病足（Wagner 3 级）；冠心病（心功能 I 级）。

- 男性
- 55 岁
- 病程：13 年

应用 CGM 解读治疗方案

- 该患者特点为糖尿病病史长、并发症多，血糖控制不佳，合并糖尿病足且感染较重，患者怕痛，多次拒绝测指尖血糖。个体化综合治疗包括控糖、抗血小板、营养神经、改善微循环等治疗，针对皮肤破溃予以抗感染、局部清创换药、创面负压吸引治疗。

- 患者原先口服降糖方案（二甲双胍＋格列齐特）效果欠佳，改成胰岛素泵治疗，同时应用 FGM 动态监测血糖，并及时调整方案。最初几天的 FGM 显示，患者整体血糖显著升高，TIR 为 0%（图19-1），故逐步上调胰岛素泵基础量和三餐量。

霍媛媛

- 住院医师
- 西安医学院第一附属医院

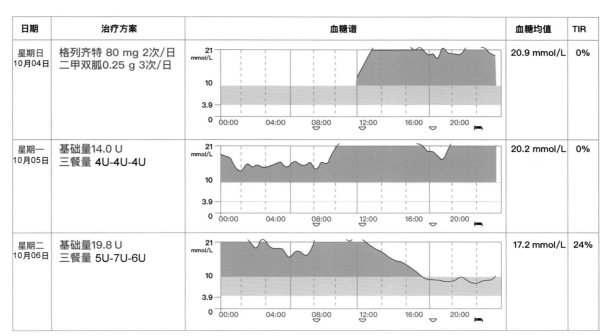

日期	治疗方案	血糖谱	血糖均值	TIR
星期日10月04日	格列齐特 80 mg 2次/日二甲双胍0.25 g 3次/日		20.9 mmol/L	0%
星期一10月05日	基础量14.0 U三餐量 4U-4U-4U		20.2 mmol/L	0%
星期二10月06日	基础量19.8 U三餐量 5U-7U-6U		17.2 mmol/L	24%

图 19-1　根据 FGM 调整胰岛素剂量

- 男性
- 55 岁
- 病程：13 年

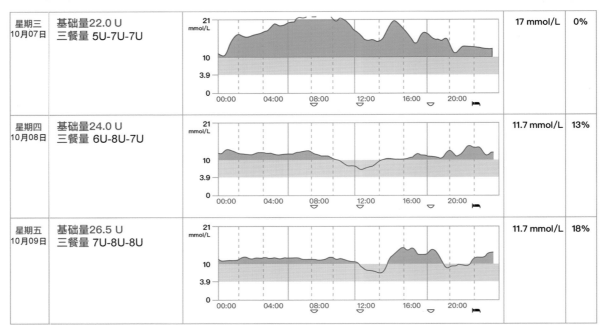

星期三 10月07日	基础量22.0 U 三餐量 5U-7U-7U		17 mmol/L	0%
星期四 10月08日	基础量24.0 U 三餐量 6U-8U-7U		11.7 mmol/L	13%
星期五 10月09日	基础量26.5 U 三餐量 7U-8U-8U		11.7 mmol/L	18%

图 19-1（续）

- 上泵第 6 天，开始联用二甲双胍 0.25 g 3 次／日，继续调整胰岛素基础量和三餐量，FGM 显示 TIR 较前明显改善（图 19-2）。
- 上泵第 10 天，FGM 显示血糖控制良好，TIR 达 100%（图 19-3），逐渐减少胰岛素泵剂量。

霍媛媛

- 住院医师
- 西安医学院第一附属医院

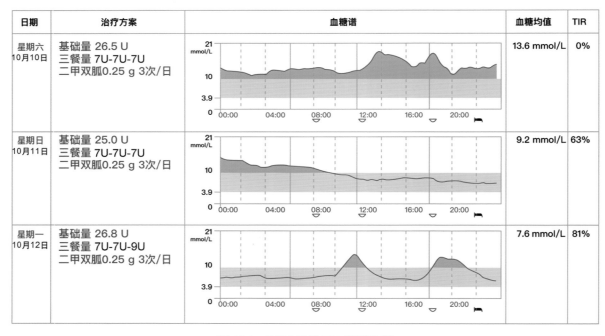

日期	治疗方案	血糖谱	血糖均值	TIR
星期六 10月10日	基础量 26.5 U 三餐量 7U-7U-7U 二甲双胍0.25 g 3次/日		13.6 mmol/L	0%
星期日 10月11日	基础量 25.0 U 三餐量 7U-7U-7U 二甲双胍0.25 g 3次/日		9.2 mmol/L	63%
星期一 10月12日	基础量 26.8 U 三餐量 7U-7U-9U 二甲双胍0.25 g 3次/日		7.6 mmol/L	81%

图 19-2　FGM 显示 TIR 明显改善

日期	治疗方案	血糖谱	血糖均值	TIR
星期二 10月13日	基础量 26.5 U 三餐量 7U-7U-7U 二甲双胍 0.25 g 3次/日		7 mmol/L	94%
星期三 10月14日	基础量24.0 U 三餐量 5U-5U-5U 二甲双胍 0.25 g 3次/日		6.8 mmol/L	100%
星期四 10月15日	基础量22.0 U 三餐量 4U-4U-4U 二甲双胍 0.25 g 3次/日		6 mmol/L	100%
星期五 10月16日	基础量22.0 U 三餐量 4U-4U-4U 二甲双胍 0.25 g 3次/日		6.3 mmol/L	100%

图 19-3　FGM 显示血糖控制良好，TIR 达 100%

- 男性
- 55 岁
- 病程：13 年

霍媛媛

- 住院医师
- 西安医学院第一附属医院

病例小结

　　糖尿病足合并皮肤破溃感染致死、致残率高，治疗难度较大，密切血糖监测和良好控糖对于患者转归至关重要。通过应用 FGM，可方便、准确地了解患者全天血糖波动情况，让医生能精确调整院内治疗方案和药物剂量，同时也提高了患者依从性，取得满意治疗效果。

病例 20　监测当先，FGM 助力血糖达标

病史及基本诊疗情况

- 男性
- 48 岁
- 病程：16 年

- 患者男性，48 岁，糖尿病病程 16 年，既往治疗极不规范，经常自行停药，近 1 年来血糖控制差，入院前治疗方案为二甲双胍＋格列美脲。
- 检查：血压 136/96 mmHg，BMI 27.1 kg/m²；HbA1c 9.5%，糖化白蛋白 22.6%；甘油三酯 4.8 mmol/L；超声示颈动脉和下肢动脉粥样硬化斑块 / 斑点，超声心动图示左、右心房增大，室间隔增厚。
- 临床诊断：T2DM 并发糖尿病周围血管病变，高甘油三酯血症，高血压（3 级　很高危）合并高血压性心脏病。

应用 CGM 解读治疗方案

- 入院后降糖方案调整为二甲双胍 0.85 g 2 次 / 日＋达格列净 10 mg 1 次 / 日，并予以 FGM 监测血糖。FGM 显示血糖波动大，以餐后血糖升高为主（图 20-1）。
- 加用瑞格列奈 0.5 mg 3 次 / 日，此后餐后血糖改善，血糖波动减少（图 20-2）。

肖钧方

- 医师
- 重庆医科大学附属第三医院

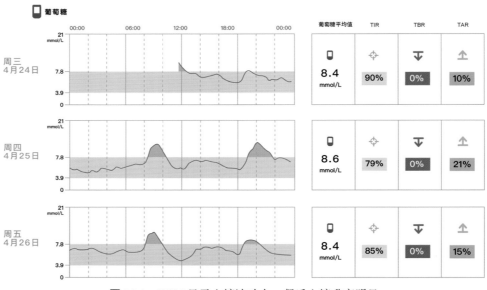

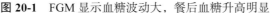

图 20-1　FGM 显示血糖波动大，餐后血糖升高明显

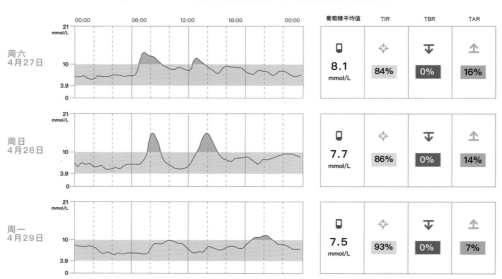

图 20-2　FGM 显示餐后血糖升高明显，辅助调整方案

- 出院后维持该方案，随访显示整体血糖基本达标，TIR 较前明显提升（图 20-3）。

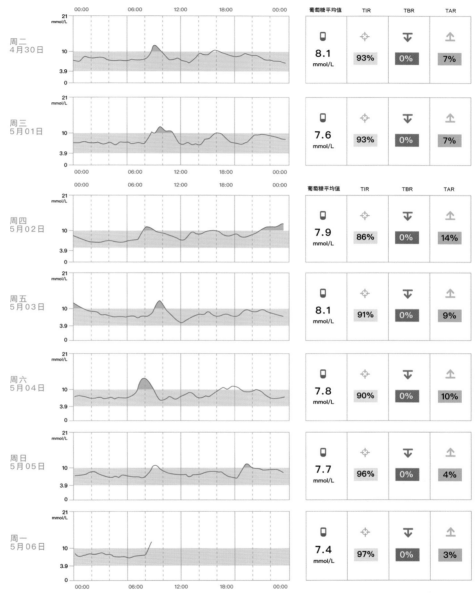

图 20-3　调整治疗方案后，患者 TIR 明显提升

肖钧方

- 医师
- 重庆医科大学附属第三医院

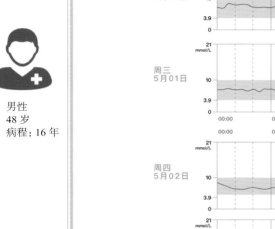

- 男性
- 48 岁
- 病程：16 年

病例小结

　　该患者病程长，血糖控制差，既往未系统监测血糖，入院后给予佩戴 FGM，通过 AGP 了解患者详细的血糖波动、低血糖及高血糖信息，有助于及时调整药物治疗方案，减少低血糖发生；助力提升 TIR 及血糖达标。

病例 21　精确控糖，"持续"有谱

病史及基本诊疗情况

- 女性
- 59 岁
- 病程：16 年

- 患者女，59 岁，口干、多饮 16 年，血糖控制不佳 1 个月余。既往有 T2DM 病史 16 年，应用"门冬胰岛素 30"治疗。半年前出现视物模糊、肢端麻木，同时血糖控制不佳，当地医院考虑"糖尿病视网膜病变，糖尿病周围神经病变"。入院 1 个月前外院诊断"双眼小柳原田综合征"，予"甲泼尼龙 30 mg 球旁注射，泼尼松 40 mg 联合环孢素口服"治疗，用药后血糖控制不佳，现为进一步治疗收入院。
- 检查：HbA1c 8.2%，空腹血糖 13.3 mmol/L，餐后 2 h 血糖 26.3 mmol/L；空腹 C 肽 0.62 ng/ml，餐后 2 h C 肽 0.93 ng/ml。
- 入院诊断：T2DM 合并糖尿病周围神经病变、糖尿病视网膜病变，双眼小柳原田综合征，双眼白内障。

应用 CGM 解读治疗方案

陈添

- 主治医师
- 乐清市人民医院

- 该病例特点为病程较长，已出现糖尿病并发症，且合并自身免疫性疾病，需要长期服用糖皮质激素治疗，血糖波动大，胰岛功能较差。综合治疗方案包括糖尿病健康教育、饮食治疗、积极控糖以及免疫抑制治疗。
- 佩戴 FGM 第 1～4 天，每日葡萄糖示绝大多数时间血糖均高于正常范围，以餐后血糖高为主，提示胰岛素剂量不足，故增加餐前胰岛素剂量；随后，血糖逐步下降，TIR 逐渐提升，加用阿卡波糖，以更好地控制餐后血糖；血糖进一步下降，第 8 天，FGM 显示有低血糖发生（图 21-1），及时减少餐前胰岛素剂量。

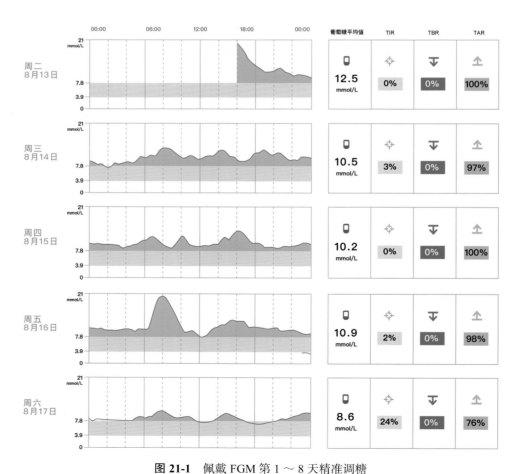

图 21-1　佩戴 FGM 第 1～8 天精准调糖

病例 21　精确控糖，"持续"有谱

- 女性
- 59 岁
- 病程：16 年

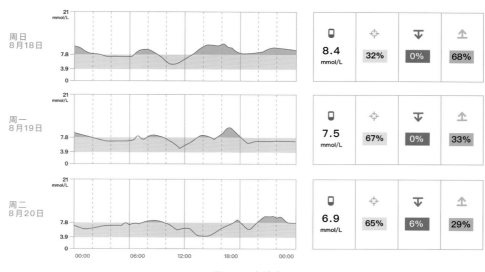

图 21-1（续）

- 佩戴 FGM 的 9 ~ 15 天，在血糖稳定后停泵，改用基础＋餐时胰岛素 "3 ＋ 1" 方案皮下注射，并调整患者生活方式（每天晚餐后散步或快走 30 min 以上、饮食控制碳水化合物摄入比例），FGM 显示血糖控制达标（图 21-2），患者出院；出院后降糖方案为甘精胰岛素＋门冬胰岛素，联合阿卡波糖和西格列汀口服降糖。

陈添

- 主治医师
- 乐清市人民
  医院

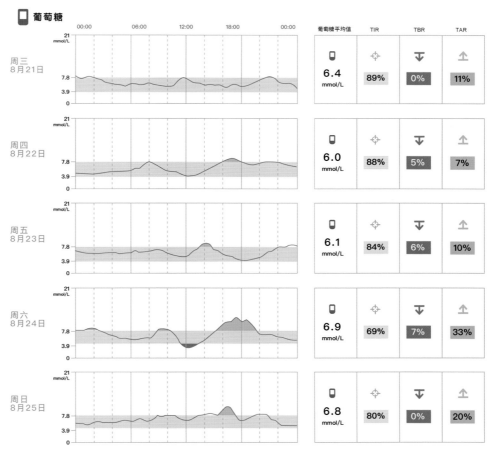

图 21-2　佩戴 FGM 第 9 ~ 15 天，停泵后调整降糖方案，血糖达标出院

- 女性
- 59 岁
- 病程：16 年

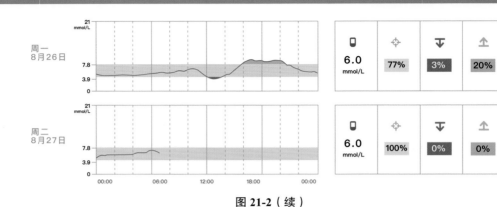

图 21-2（续）

病例小结

　　该例 T2DM 患者因合并自身免疫性疾病需同时服用糖皮质激素治疗，血糖波动大，入院佩戴 FGM 之后的第 1 周，血糖值高于正常范围居多，且血糖变异性大，基于 FGM 数据进行精准调糖后，第 2 周 TIR 明显改善，血糖波动也明显减少。FGM 不仅有利于住院期间的降糖方案调整，也有助于更好地制订出院后降糖方案。

陈添

- 主治医师
- 乐清市人民
  医院

病例 22　精准控糖之"春江花月夜"

病史及基本诊疗情况

- 患者男，59 岁，口干、多饮 16 年，血糖控制不佳 1 个月余。T2DM 病史 16 年，采用门冬胰岛素 30 治疗。
- 入院半年前诊断为糖尿病视网膜病变、糖尿病周围神经病变。
- 入院前 1 个月诊断双眼小柳原田综合征（一种自身免疫性疾病）、白内障，予甲泼尼龙球旁注射＋泼尼松联合环孢素口服治疗，用药后血糖控制不佳。

- 男性
- 59 岁
- 病程：16 年

应用 CGM 解读治疗方案

- 考虑该患者糖尿病合并多种并发症、胰岛功能差、血糖波动大、且需长期服用糖皮质激素，入院后给予短期胰岛素泵强化降糖治疗（基础量 24 U，三餐前 10 U），联合西格列汀口服，并给予泼尼松＋环孢素免疫抑制治疗、甲钴胺营养神经等综合措施。
- 入院第 1～3 天，POCT 床旁快速血糖监测显示血糖水平高且波动大。从第 4 天开始佩戴 FGM 监测血糖，第 1 周 AGP 显示血糖变异性大（图 22-1）。
- 佩戴 FGM 第 1 周，根据每日葡萄糖总结报告调整治疗方案（图 22-2）。

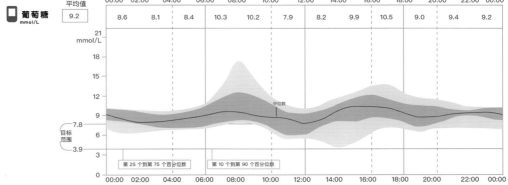

图 22-1　第 1 周，AGP 显示血糖变异性大

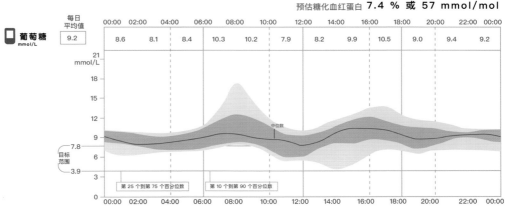

图 22-2　第 1 周，根据 FGM 调整治疗方案

陈添

- 乐清市人民医院

病例 22 精准控糖之"春江花月夜"

- 血糖整体控制不佳，餐后高血糖为主，遂增加早餐前和基础胰岛素剂量。同时加用阿卡波糖 0.1 g 3 次 / 日，用于控制餐后血糖。
- 泼尼松改为 25 mg 每晨 1 次。
- FGM 发现低血糖，及时减少了中餐前胰岛素剂量。
- 佩戴 FGM 第 2 周，AGP 显示血糖控制较前明显改善，血糖波动减小（图 22-3）。
- 佩戴 FGM 第 2 周（图 22-4），每日葡萄糖总结显示血糖控制基本稳定，撤泵后改为"3 + 1"胰岛素注射方案联合口服降糖药，患者出院后维持该治疗方案。

- 男性
- 59 岁
- 病程：16 年

陈添

- 乐清市人民医院

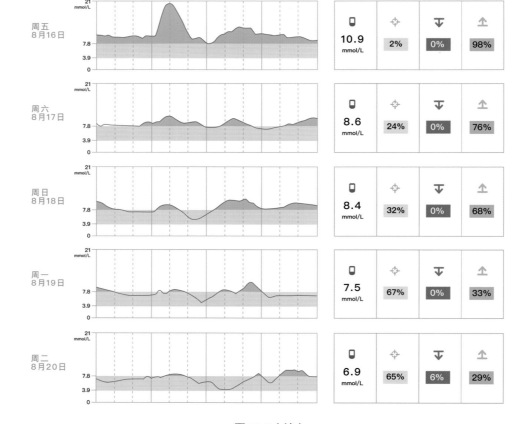

图 22-2（续）

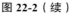

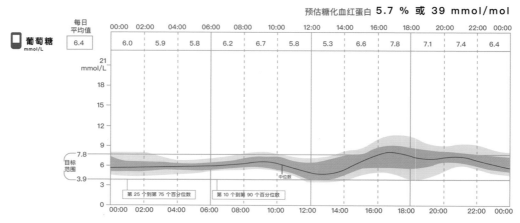

图 22-3　第 2 周，AGP 显示血糖控制改善、血糖波动减小

病例 22　精准控糖之"春江花月夜"

- 男性
- 59 岁
- 病程：16 年

陈添

- 乐清市人民
  医院

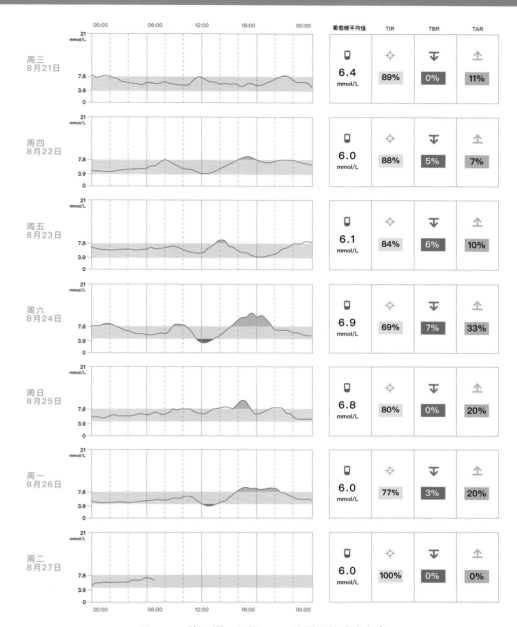

图 22-4　第 2 周，根据 FGM 监测调整治疗方案

病例小结

  该病例为长病程、具有多种并发症且需要长期服用糖皮质激素的 T2DM 患者。入院后及时辅以 FGM，观察血糖变化情况，指导调整降糖方案，血糖控制良好。对于长期应用糖皮质激素血糖波动大的患者，FGM 同样适用。

病例 23 "FLASH，今天你扫了吗？"
FGM 助您精准转换治疗方案，控糖达标更轻松

病史及基本诊疗情况

- 患者男，62 岁，T2DM 病史 19 年，并发糖尿病视网膜病变 10 年，近 1 个月来多饮、多尿症状复现。HbA1c 9.8%，指尖随机血糖 16.6 mmol/L。入院前治疗方案为甘精胰岛素 16 U 睡前皮下注射＋门冬胰岛素 30 24 U-24 U 早晚餐前皮下注射，联合二甲双胍 0.5 g 午餐前＋阿卡波糖 50 mg 午餐前口服。
- 入院后初期降糖方案改为 CSII ＋二甲双胍 0.5 g 4 次 / 日治疗，同时予以 FGM 动态血糖监测，以帮助调整降糖方案。

- 男性
- 62 岁
- 病程：19 年

应用 CGM 解读治疗方案

- 根据 FGM 报告（图 23-1），患者早、晚餐前血糖偏高，故调整 CSII 方案。
  原方案：CSII 基础量 20 U，餐前大剂量 6 U-6 U-6 U；
  调整后方案：基础量 22.4 U，早、中、晚餐前大剂量 10 U-6 U-8 U。

强薇
- 医师
- 西安交通大学第一附属医院

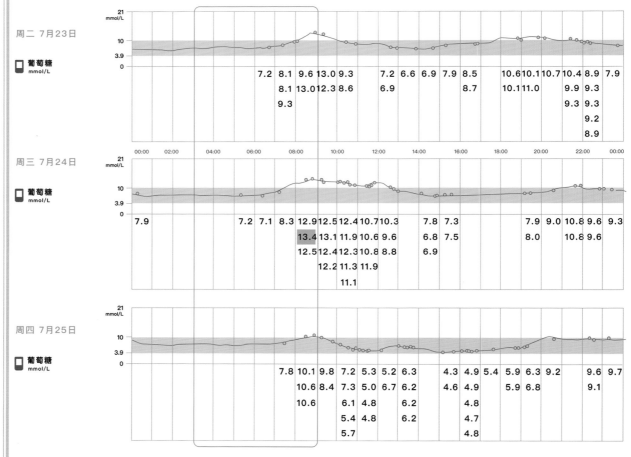

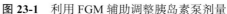

图 23-1 利用 FGM 辅助调整胰岛素泵剂量

- 男性
- 62 岁
- 病程：19 年

- 调整方案后，血糖控制平衡。
- 考虑到患者伴周围血管病变，故采用二甲双胍 0.5 g 4 次 / 日＋达格列净 10 mg 1 次 / 日口服，联合德谷胰岛素 22 U 睡前皮下注射。方案切换后 FGM 显示，早餐后血糖明显偏高，故将二甲双胍剂量调整为每日 3 次，剂量分别为 1.0 g、0.5 g、0.5 g（图 23-2）。

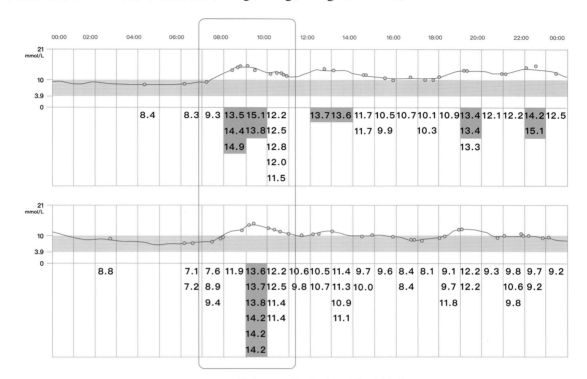

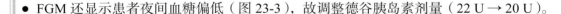

图 23-2 利用 FGM 辅助调整二甲双胍方案

- FGM 还显示患者夜间血糖偏低（图 23-3），故调整德谷胰岛素剂量（22 U → 20 U）。

强薇

- 医师
- 西安交通大学第一附属医院

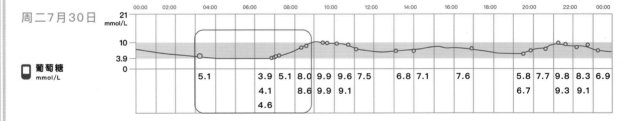

图 23-3 FGM 显示患者存在无症状性低血糖风险

- 出院前血糖评估状况良好，预估 HbA1c 6.8%。

病例小结

　　该患者的特点是中老年、长病程 T2DM，血糖控制不佳，HbA1c 高达 9.8%。入院首先要做的是调整用药方案，其前提是血糖监测。在该病例的管理中，FGM 的应用为调整用药提供了可靠依据，使药物剂量调整有迹可循，最终使血糖控制在目标范围。

病例 24　T2DM 老年患者糖尿病足的治疗

- 男性
- 70 岁
- 病程：20 年

病史及基本诊疗情况

- 患者男，70 岁，发现血糖升高 20 年，左足第 4 趾发黑 1 周。1 周前左足第 4 趾逐渐发黑、伴恶臭，于外院就诊，诊断为"糖尿病足"，予抗感染、换药等治疗，效果欠佳，足趾发黑较前进展，为进一步诊疗收入院。既往 T2DM 病史 20 年，口服降糖药治疗（具体不详），未规律监测血糖；糖尿病肾病病史 1 年；"慢性心力衰竭"病史，未治疗，现病情平稳。

- 检查：双下肢足背动脉搏动明显减弱。左踝水肿，左足第 4 趾发黑，皮下波动感明显，伴恶臭，少量黄色脓液渗出，左足背皮肤发红伴皮温高。血常规：WBC 10.65×10^9/L，N% 89%，Hb 98 g/L；CRP 80.97 mg/L，红细胞沉降率（血沉）78 mm/h；HbA1c 13%；BUN 15 mmol/L，Cr 115.2 μmol/L；BNP > 25 000 pg/ml。分泌物培养：沃氏葡萄球菌。血管 B 超：双下肢动脉硬化伴斑块形成，双侧颈动脉硬化伴斑块形成。左足 X 线检查：左足第 4 趾骨近节远端透亮线影，骨折征象；左足第 4 趾骨及跖骨局部骨密度减低并周围软组织内多发积气。冠状动脉造影：左前降支 7 段、左回旋支 13 段、右冠状动脉 1 段完全闭塞，形成侧支循环。

- 入院诊断：T2DM 并发糖尿病足 Wagner 4 级、糖尿病周围血管病变、糖尿病肾病 V 期；冠状动脉粥样硬化性心脏病、心功能 II 级；轻度贫血。

应用 CGM 解读治疗方案

邵小娟
- 医师
- 西安医学院第一附属医院

- 入院后第 1 ~ 4 天，先予以口服降糖药治疗，二甲双胍 0.5 g 3 次 / 日联合格列齐特 80 mg 1 次 / 日，并予以指尖血监测。但效果欠佳，遂从第 5 天起改为胰岛素泵持续皮下注射，同时佩戴 FGM 进行血糖监测。

- 佩戴 FGM 后 1 ~ 4 天，每日葡萄糖总结显示患者整体血糖显著升高，TIR 明显降低（图 24-1），故增加胰岛素泵的基础量。

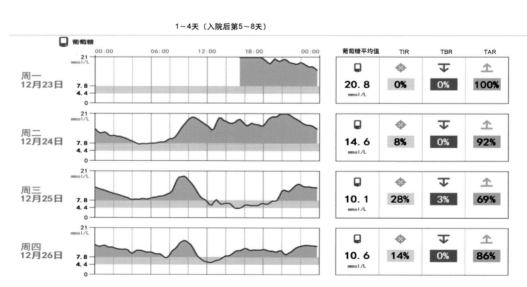

图 24-1　FGM 显示血糖显著升高，优化治疗方案

- 佩戴 FGM 后 5 ~ 10 天，每日葡萄糖总结显示 TIR 较前明显改善，空腹血糖达标，但早餐后血糖控制不佳（图 24-2），遂早餐加用阿卡波糖 50 mg。

病例 24　T2DM 老年患者糖尿病足的治疗

- 男性
- 70 岁
- 病程：20 年

邵小娟
- 医师
- 西安医学院
第一附属医院

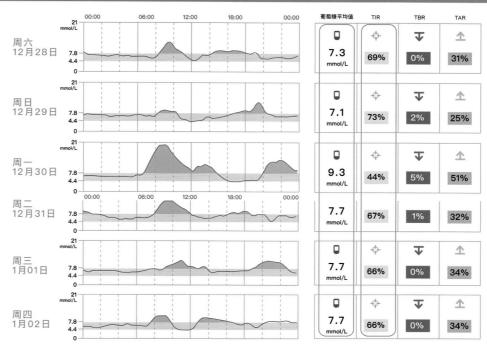

图 24-2　FGM 显示 TIR 明显改善但早餐后血糖高，继续优化治疗方案

- FGM 后 11～13 天，血糖基本达标，TIR 明显升高，行坏死趾截趾、左胫骨外固定骨瓣横向骨搬移术；术后 TBR 升高，提示存在低血糖风险（图 24-3），故调整胰岛素泵方案，减少相应时段基础量。

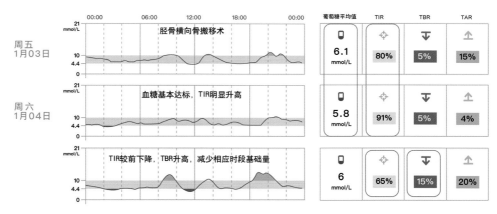

图 24-3　FGM 显示血糖基本达标，行胫骨横向骨搬移术

- 术后继续佩戴 FGM，监测显示 TIR 基本达标而 TBR 升高，继续下调相应时段基础量，直至 TIR、TBR 均基本达标。

病例小结

对糖尿病足患者的血糖控制较严格，需频繁监测血糖，FGM 技术方便、快捷，可极大地减轻患者频繁扎手指的痛苦，提高依从性，高效辅助医生及时调整血糖，使血糖尽快达标，加快糖尿病足创口愈合。此外，FGM 一次佩戴时间较长，更利于医生为患者制订长期治疗方案。

病例 25 一位老糖友的自述——
我被糖化血红蛋白欺骗了 20 多年

病史及基本诊疗情况

- 患者男，77 岁，T2DM 病程 27 年，并发糖尿病视网膜病变、糖尿病周围神经病变 12 年，视物模糊、诊断双眼白内障 2 年。目前使用门冬胰岛素 30 早 8 U- 晚 6 U 餐前皮下注射治疗，联合口服阿卡波糖＋二甲双胍，空腹血糖控制在 5.0 ~ 7.0 mmol/L，餐后血糖控制在 10.0 ~ 12.0 mmol/L。
- 检查：BP 157/71 mmHg；双足背动脉搏动减弱；馒头餐试验空腹血糖 6.7 mmol/L，餐后 2 h 血糖 15.4 mmol/L，HbA1c 6.1%；B 超示颈动脉及下肢动脉粥样硬化并斑块形成。
- 入院诊断：T2DM 合并糖尿病视网膜病变和糖尿病周围血管病变、双眼白内障、高血压？

- 男性
- 77 岁
- 病程：27 年

应用 CGM 解读治疗方案

- 治疗策略为控糖、降压、抗血小板、调脂等综合治疗。降糖方案为门冬胰岛素 30 早 8 U- 晚 6 U 餐前皮下注射治疗＋二甲双胍 0.5 g 2 次 / 日，早、中餐后＋阿卡波糖 50 mg 中餐时，同时应用 FGM 动态监测血糖，并及时调整方案。
- 设定的目标血糖范围是 5 ~ 10 mmol/L，FGM 第 1 天患者的血糖基本都在目标范围以内。FGM 第 2 天，即显示患者全天多个时间段均有无症状性低血糖发生，主要是在凌晨、早餐前、午餐前和晚餐后，血糖最低时达 2.3 mmol/L，故下调门冬胰岛素剂量（图 25-1）。

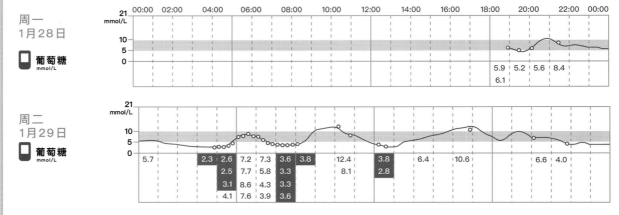

图 25-1 第 2 天，根据 FGM 调整胰岛素剂量

- 第 3 天，FGM 仍显示有低血糖发生，继续减少胰岛素剂量（图 25-2）。

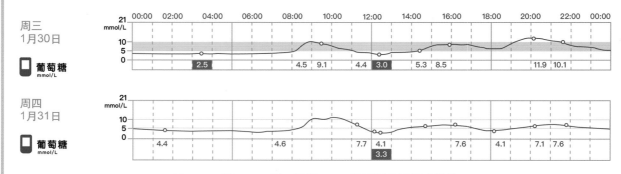

图 25-2 第 3 ~ 4 天，根据 FGM 继续调整胰岛素剂量

吴高峰

- 主治医师
- 枣庄市立医院

病例 25 一位老糖友的自述——我被糖化血红蛋白欺骗了 20 多年

- 入院第 9 ~ 15 天，FGM 显示患者停用胰岛素后，血糖逐渐平稳，没有低血糖出现（图 25-3）。

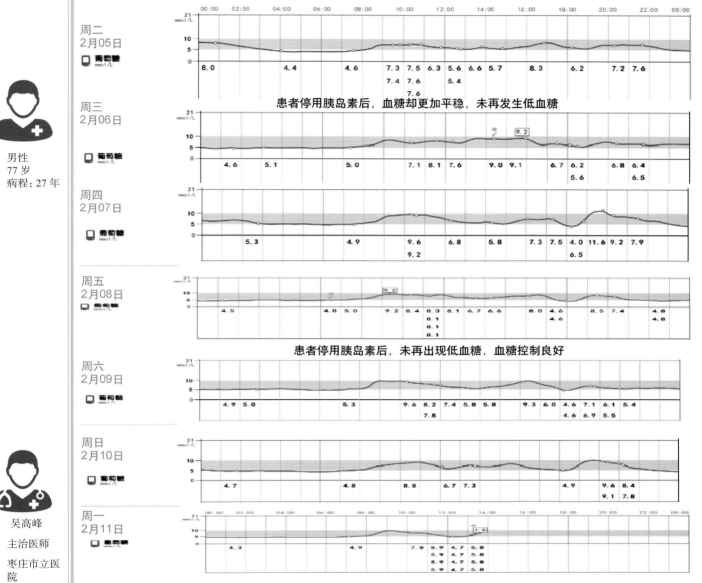

图 25-3 入院第 9 ~ 15 天，FGM 显示停用胰岛素后无低血糖出现

男性
- 男性
- 77 岁
- 病程: 27 年

吴高峰
- 主治医师
- 枣庄市立医院

病例小结

　　该病例比较典型，长期胰岛素治疗，其血糖控制得很好，但是低血糖风险较大。患者入院后佩戴 FGM，提示频发无症状性低血糖，逐渐降低胰岛素用量至最终停用并优化口服降糖药后，患者血糖控制平稳，同时未见低血糖。FGM 的应用，能够发现潜在的低血糖，辅助调整治疗方案，提高治疗的安全性。

第三章　特殊类型糖尿病病例荟萃

病例 26　成人隐匿性自身免疫性糖尿病患者的血糖管理

病史及基本诊疗情况

- 男性
- 35 岁
- 病程：<1 年

- 患者男，35 岁，口干、多饮、多尿 4 个月余。入院前 1 周于外院检查空腹血糖 16.0 mmol/L，餐后血糖 23 mmol/L，予吡格列酮二甲双胍片、阿卡波糖降糖治疗后，复测血糖仍明显偏高，入院前 4 天至我院复查空腹血糖 13.0 mmol/L，餐后血糖 22.6 mmol/L，尿常规：尿糖 3 ＋，尿酮体 2 ＋；以"糖尿病酮症"收入院。自发病以来体重下降约 20 kg。
- 检查：BMI 25.1 kg/m^2，腰围 93 cm；HbA1c 15.1%，空腹 C 肽 0.5 ng/ml；总胆固醇 4.46 mmol/L，甘油三酯 1.99 mmol/L，HDL-C 1.05 mmol/L，LDL-C 3.56 mmol/L；甲状腺功能：游离三碘甲腺原氨酸（FT$_3$）4.9 pmol/L，FT$_4$ 13.8 pmol/L，TSH 6.2 μIU/ml，抗甲状腺过氧化物酶抗体（A-TPO）> 1000.0 IU/ml，抗甲状腺球蛋白抗体（A-TG）50.4 IU/ml；糖尿病相关抗体：GAD 抗体 > 2000 IU/ml，胰岛细胞抗体 52.3 S/CO；血管彩超提示颈动脉和下肢动脉粥样硬化斑块形成；甲状腺超声：甲状腺弥漫性改变，甲状腺多发实性结节。胰岛素强化治疗病情稳定后行胰岛素和 C 肽释放试验，结果均提示胰岛功能差。
- 入院诊断：成人隐匿性自身免疫性糖尿病（LADA）；高脂血症；外周动脉粥样硬化；桥本甲状腺炎；亚临床甲状腺功能减退；甲状腺多发结节。

应用 CGM 解读治疗方案

- 该患者为年轻新发糖尿病患者、分型待定，治疗计划为纠正酮症的同时使用皮下 CSII 强化降糖，应用 FGM 动态监测血糖，利用 AGP 精细调糖（图 26-1）。
- CSII 基础量 0.7 U/h，三餐量 8 U-6 U-6 U，结合 FGM 监测调整剂量。

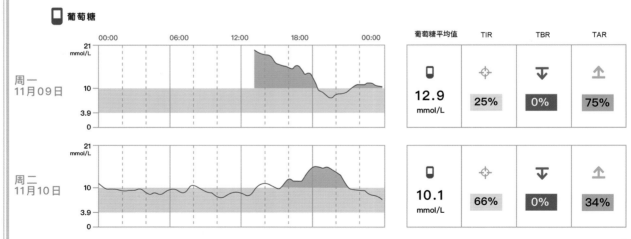

图 26-1　根据 FGM 监测调整胰岛素剂量

- 入院第 4 天，FGM 显示患者餐后血糖仍高，尤其是早餐后血糖明显升高，调整胰岛素泵基础量至 0.9 U/h，三餐量上调至 10 U-8 U-8 U。入院第 5 天起，FGM 显示血糖控制良好且平稳，TIR 明显改善（图 26-2）；入院第 7 天，患者血糖稳定后行 OGTT 及胰岛素、C 肽释放试验。
- 考虑诊断 LADA 后，采用"三短一长"降糖方案（甘精胰岛素＋门冬胰岛素三餐前），并结合 FGM 血糖监测情况调整剂量方案，患者血糖持续平稳达标（图 26-3）。

肖康丽

- 华中科技大学同济医学院附属协和医院

- 男性
- 35 岁
- 病程：<1 年

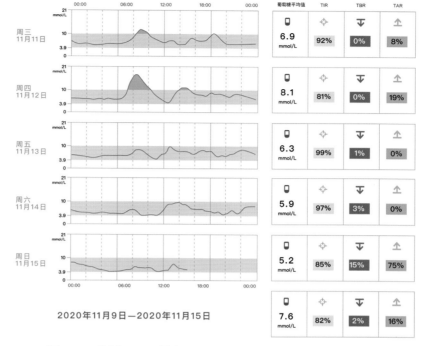

图 26-2　使用 CSII 1 周内，基于 FGM 优化方案，降糖成效显著

肖康丽

- 华中科技大学同济医学院附属协和医院

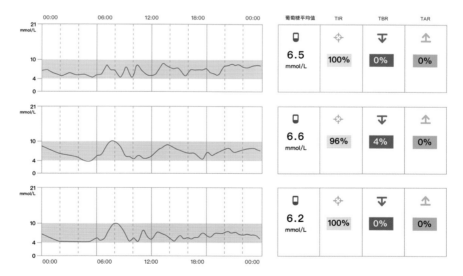

图 26-3　后续血糖调整，继续基于 FGM 进行方案优化

病例小结

　　该患者发病年龄小，"三多一少"症状明显，以酮症起病，多种糖尿病抗体阳性，且合并其他自身免疫性疾病（桥本甲状腺炎），强化降糖后胰岛功能仍差，LADA 的诊断成立。在入院后精准调糖、稳定病情以及辅助诊断检查的过程中，FGM 监测发挥了重要作用，使医生能够精细调整降糖方案和剂量，在较短时间内取得满意的治疗效果。

病史及基本诊疗情况

- 男性
- 32 岁
- 病程：1 年

- 患者男，32 岁，口干、多饮、多尿 1 年余，加重 4 天。入院前 1 年于外院诊断为 T2DM，曾因糖尿病酮症住院治疗，出院后应用门冬胰岛素 30、达格列净、二甲双胍缓释片等降糖治疗，血糖控制不详。1 个月前患者自行停用胰岛素，入院前近 4 天出现口干、多饮、多尿加重，入院前 1 天无明显诱因下突发呕吐，拟以"T2DM，糖尿病酮症"收入院。
- 检查：HbA1c 11.7%，空腹血糖 10.2 mmol/L，OGTT 餐后 2 h 血糖 22.9 mmol/L；C 肽释放试验空腹，餐后 1 h、2 h 水平分别为 1.15 ng/ml、1.50 ng/ml、1.39 ng/ml；血酮 2.1 mmol/L；糖尿病自身抗体：GADA 弱阳性。
- 入院诊断：LADA，糖尿病酮症，糖尿病周围神经病变。

应用 CGM 解读治疗方案

- 入院后予门冬胰岛素持续皮下泵入，同时佩戴 FGM 进行血糖监测。
- 初始 3 天，FGM 显示患者血糖波动大，高血糖与低血糖并存，根据 FGM 监测情况调整 CSII 基础量和三餐量（图 27-1）。

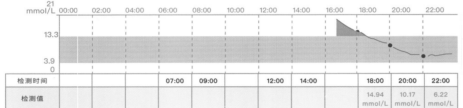
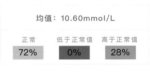
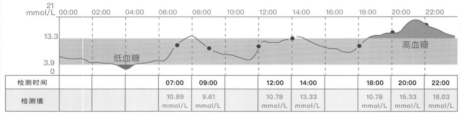
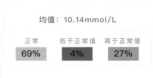
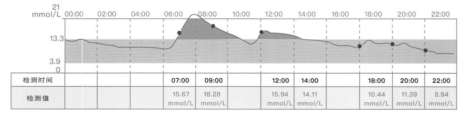

冯杨

- 住院医师
- 泗阳县人民医院

图 27-1　FGM 显示血糖波动大，调整 CSII 剂量

病例 27　LADA 合并酮症患者应用 CGM 血糖管理

- 入院第 4 天，停用 CSII，改为预混胰岛素皮下注射，FGM 显示早餐后和晚餐后血糖仍高于正常；入院第 5 天，上调预混胰岛素剂量，并加用达格列净 10 mg 1 次 / 日口服，FGM 显示血糖控制良好，TIR 提升至 98%；入院第 6 天，TIR 达 100%（图 27-2），患者出院。

- 男性
- 32 岁
- 病程：1 年

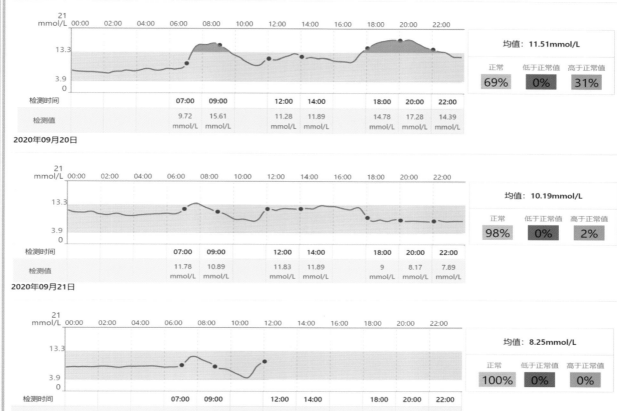

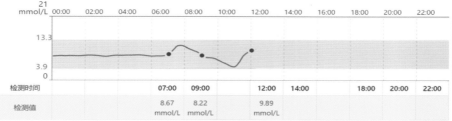

图 27-2　基于 FGM 优化方案后，血糖迅速控制良好

冯杨

- 住院医师
- 泗阳县人民医院

病例小结

　　LADA 患者胰岛功能较差，血糖达标同时需要兼顾低血糖风险。住院期间，无论是应用 CSII 还是后续的胰岛素联合口服降糖药方案，FGM 监测均可提供全面、准确的全天血糖变化情况，从而指导医生更科学、精细、个体化制订治疗方案，使患者血糖在短时间内得到良好控制。

病例 28　FGM 助力 LADA 患者精准控糖

病史及基本诊疗情况

- 患者女，56 岁，因"多饮、多尿 6 年，血糖控制欠佳 3 个月"入院。既往诊断为 2 型糖尿病，服用二甲双胍＋格列美脲治疗。
- 检查：BMI 24.8 kg/m²，S-M 单丝触觉试验阳性。HbA1c 8.5%，空腹血糖 9.5 mmol/L，餐后 2 h 血糖 14.9 mmol/L，C 肽释放试验空腹、1 h、2 h、3 h 分别为 0.51 ng/ml、0.52 ng/ml、1.22 ng/ml、1.30 ng/ml；TC 5.64 mmol/L，TG 2.08 mmol/L，LDL-C 3.93 mmol/L；GADA > 2000 U/ml，ICA、IAA 均阴性。
- 入院诊断：LADA，糖尿病周围神经病变；混合性高脂血症。

- 女性
- 56 岁
- 病程：6 年

应用 CGM 解读治疗方案

- 治疗方案包括糖尿病饮食、运动等生活方式宣教，采用 CSII 强化降糖，阿托伐他汀降脂治疗；并应用 FGM 进行血糖监测。
- 入院后第 1 ～ 5 天，根据 FGM 监测的血糖情况，精细化调整 CSII 基础量和餐前大剂量（图 28-1）。
- 入院第 6 天撤泵，改为甘精胰岛素＋门冬胰岛素三餐前皮下注射，并根据 FGM 报告调整剂量（图 28-2）。

张茜茜

- 主治医师
- 中山大学附属第一医院

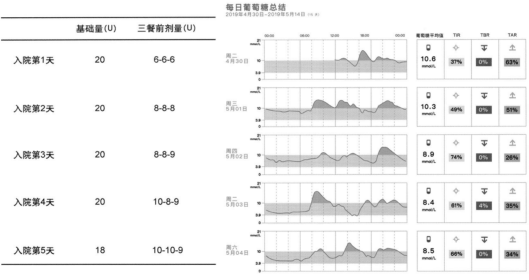

	基础量 (U)	三餐前剂量 (U)
入院第 1 天	20	6-6-6
入院第 2 天	20	8-8-8
入院第 3 天	20	8-8-9
入院第 4 天	20	10-8-9
入院第 5 天	18	10-10-9

图 28-1　入院第 1 ～ 5 天，根据 FGM 监测情况调整 CSII 剂量

	甘精胰岛素剂量 (U)	门冬胰岛素三餐前剂量 (U)
入院第 6 天	24	12-12-11
入院第 7 天	24	13-12-11
入院第 8 天	24	13-12-11

图 28-2　入院第 6 ～ 8 天，根据 FGM 监测情况调整胰岛素剂量

- 女性
- 56 岁
- 病程：6 年

张茜茜

- 主治医师
- 中山大学附属第一医院

- 出院降糖方案为甘精胰岛素 24 U 18 点皮下注射＋门冬胰岛素 13 U-12 U-11 U 三餐前皮下注射。出院后继续应用 FGM 监测，提供血糖波动的及时反馈，提高患者治疗依从性，患者 TIR 维持在 67% ～ 92%，高于目标值时间波动于 8% ～ 32%，提示维持治疗有效，且未见明显低血糖事件（图 28-3）。

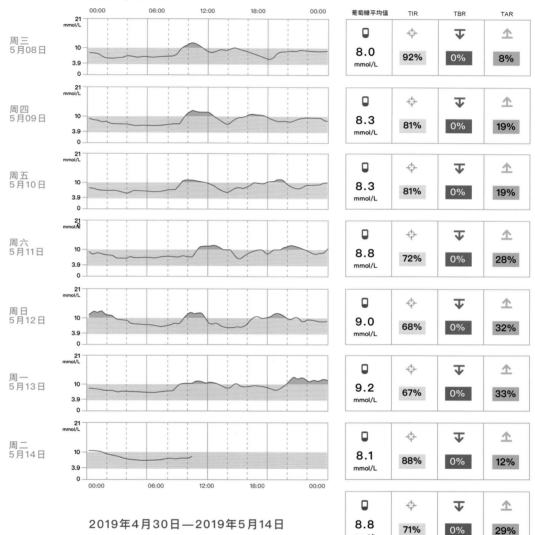

图 28-3　LADA 患者住院期间 FGM 监测情况

病例小结

　　该患者 T1MD 的自身免疫抗体阳性，胰岛 β 细胞功能显著降低，符合自身免疫性糖尿病的诊断。在起始基础-餐时胰岛素治疗方案后，根据 FGM 监测提供的血糖变化调整胰岛素注射剂量，使患者的基础和餐后血糖均有明显改善，TIR 提高，无明显低血糖，提示 FGM 在 LADA 患者的胰岛素治疗中有很大的临床价值。

第四章　妊娠糖尿病病例荟萃

病例 29　瞬心感受，好孕护航

- 女性
- 35 岁
- 病程：9 年

病史及基本诊疗情况

- 患者女，35 岁，T1DM 病史 9 年，停经 8 周。目前采用门冬胰岛素和地特胰岛素治疗，血糖控制欠佳，常有低血糖发作。
- 检查：HbA1c 7.8%；OGTT 试验空腹血糖 7.26 mmol/L，负荷后 2 h 血糖 26.87 mmol/L，空腹 C 肽和 2 h C 肽均< 0.01 ng/ml；其余检查未见明显异常。
- 入院诊断：T1DM 合并妊娠。

应用 CGM 解读治疗方案

- 治疗策略包括糖尿病教育、饮食运动等生活方式干预，给予 CSII 降糖治疗，并佩戴 FGM 监测血糖，以使血糖平稳达标、实现严格血糖控制的同时减少低血糖风险为目标。

- 治疗前期（第 1 ~ 6 天），CSII 基础量 14 U，餐时大剂量 5 U-5 U-6 U，FGM 显示血糖波动大，TIR < 50%（图 29-1）。
- 治疗中期（第 7 ~ 11 天），上调胰岛素泵基础量 16.6 U，餐时大剂量 7 U-6 U-7 U，FGM 显示血糖波动幅度变小，TIR 有所提升（图 29-1）。
- 治疗后期（第 12 ~ 16 天），继续调整 CSII 剂量，FGM 显示血糖波动较小，血糖控制明显改善，TIR 提升至 88%（图 29-1）。

刘颖姝

- 大连市中心医院

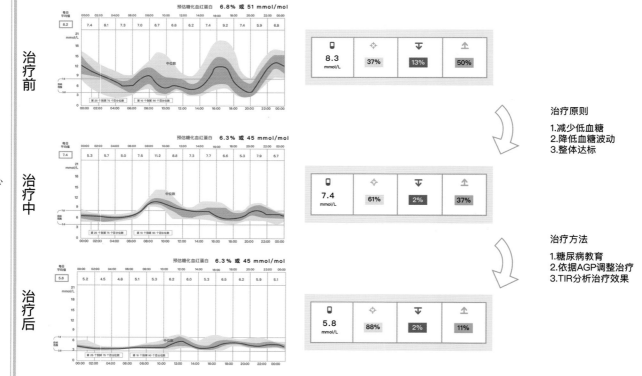

图 29-1　对比治疗前、中、后的 FGM 报告

- 出院后 1 ~ 2 个月随访，FGM 显示整体血糖偏高，餐后血糖波动较大，但也存在早餐前及夜间低血糖事件（图 29-2）。
- 出院后 3 个月随访，FGM 显示整体血糖控制尚可，但低血糖频繁发生。CSII 基础量为 22.5 U，餐时量 9 U-8 U-9 U（图 29-3）。

病例 29　瞬心感受，好孕护航

- 女性
- 35 岁
- 病程：9 年

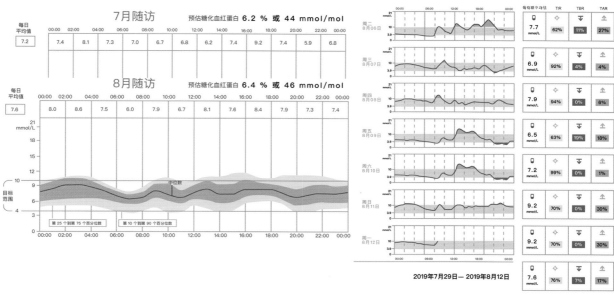

图 29-2　出院后 1 ～ 2 个月随访，继续根据 FGM 调整治疗方案

刘颖姝

- 大连市中心医院

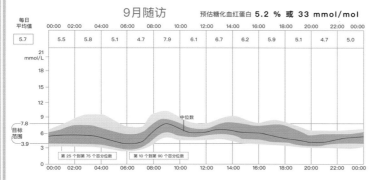

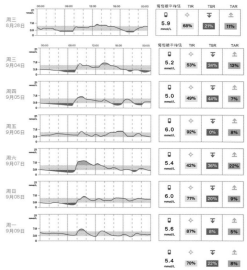

治疗方案

"瞬感"血糖监测

胰岛素泵治疗：

泵基础率：22.5U/d　餐时量：早9U　中8U　晚9U
（双波：6U+1.5 U/h x 2h）

图 29-3　出院后 3 个月随访，继续根据 FGM 调整治疗方案

病例小结

　　该病例是接受胰岛素治疗的 T1DM 妊娠患者，其血糖控制欠佳且常有低血糖发作。入院后结合 FGM，可充分了解患者的血糖变化特点，及时调整胰岛素治疗方案，收效明显，患者血糖波动明显减小，TIR 提高。

第五章　其他病例荟萃

病例 30　一例胰岛素瘤病例应用——CGM 辅助手术治疗

- 女性
- 51 岁

病史及基本诊疗情况

- 患者女，51 岁，反复发作呼之不应伴行为异常 2 个月。主要表现为入院前 2 个月坐公交车时"睡过站"，被叫醒后不知身在何处，找不到回家的路，伴反复跌倒；入院前 10 余天在家中再次出现呼之不应，伴右侧肢体障碍，伴双眼及牙关紧闭，半小时后逐渐苏醒，但醒后不能回忆上述过程。
- 检查：心脏、颅脑、肌电图等检查均正常，从而排除心源性晕厥、短暂性脑缺血发作和癫痫；HbA1c 4.5%，葡萄糖 2.12 mmol/L，糖化白蛋白 13.0%，基本可确定晕厥由低血糖引起；进一步检查血胰岛素与葡萄糖浓度比值（IRI/G）0.41 ~ 0.58，腹部增强 CT 示胰腺体部可疑强化结节。
- 入院诊断：胰岛素瘤。

应用 CGM 解读治疗方案

- 明确诊断后，为进一步全面了解患者血糖变化的特征，予以佩戴 FGM 进行血糖监测，既可为手术治疗做准备，也有助于了解术后血糖恢复情况。
- 术前 FGM 显示该患者低血糖情况很严重，几乎全天血糖均低于正常范围。
- 佩戴 FGM 第 6 天，行胰体尾切除术，术后当天患者血糖即升至正常范围内（图 30-1）。

胡渊

- 主治医师
- 重庆医科大学附属第三医院

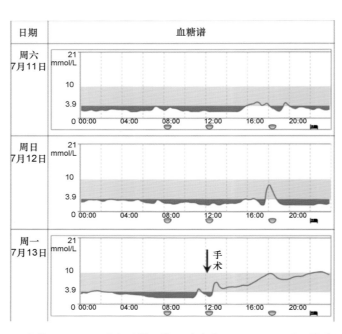

图 30-1　术前，FGM 显示全天低血糖；手术当天，FGM 显示血糖升至正常

病例 30 一例胰岛素瘤病例应用——CGM 辅助手术治疗

- 女性
- 51 岁

- 术后第 1 天，FGM 显示出现反跳性高血糖；术后第 2 ～ 3 天，FGM 显示高血糖反跳有所减轻，TIR 逐渐改善（图 30-2）。
- 术后 4 ～ 6 天，FGM 显示血糖基本在正常范围内，偶有低血糖发生，TIR 达 88% ～ 95%。术后第 7 天，血糖正常，患者出院。

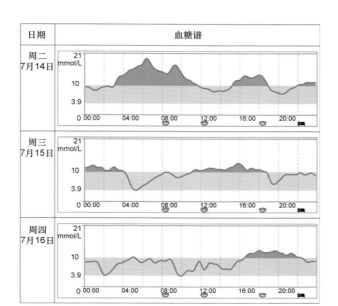

图 30-2 术后 1 ～ 3 天，FGM 显示出现反跳性高血糖

- 患者共佩戴 FGM 13 天，通过 AGR 可对比手术前后的血糖，清晰显示从术前低血糖→术后反跳性高血糖→血糖恢复正常的全过程（图 30-3）。

胡渊

- 主治医师
- 重庆医科大学附属第三医院

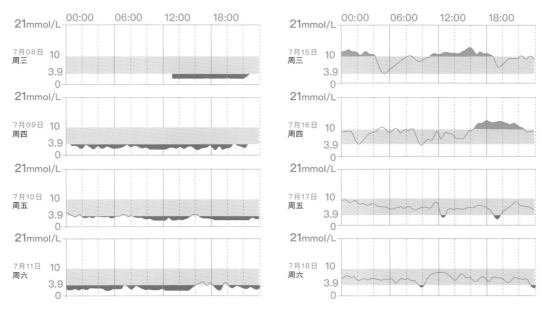

图 30-3 手术前后血糖对比

- 女性
- 51 岁

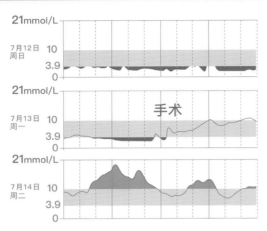

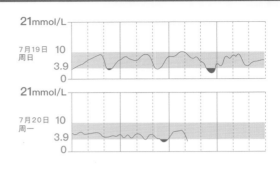

图 30-3（续）

病例小结

　　该病例低血糖的原因为胰岛素瘤，病程不长，但症状较重。入院后佩戴 FGM，为胰岛素瘤的低血糖特点提供了客观且直观的证据。术后常出现的反跳性高血糖也通过 FGM 被客观记录下来。在 FGM 的辅助管理下，患者手术顺利，成功康复。

胡渊

- 主治医师
- 重庆医科大学附属第三医院